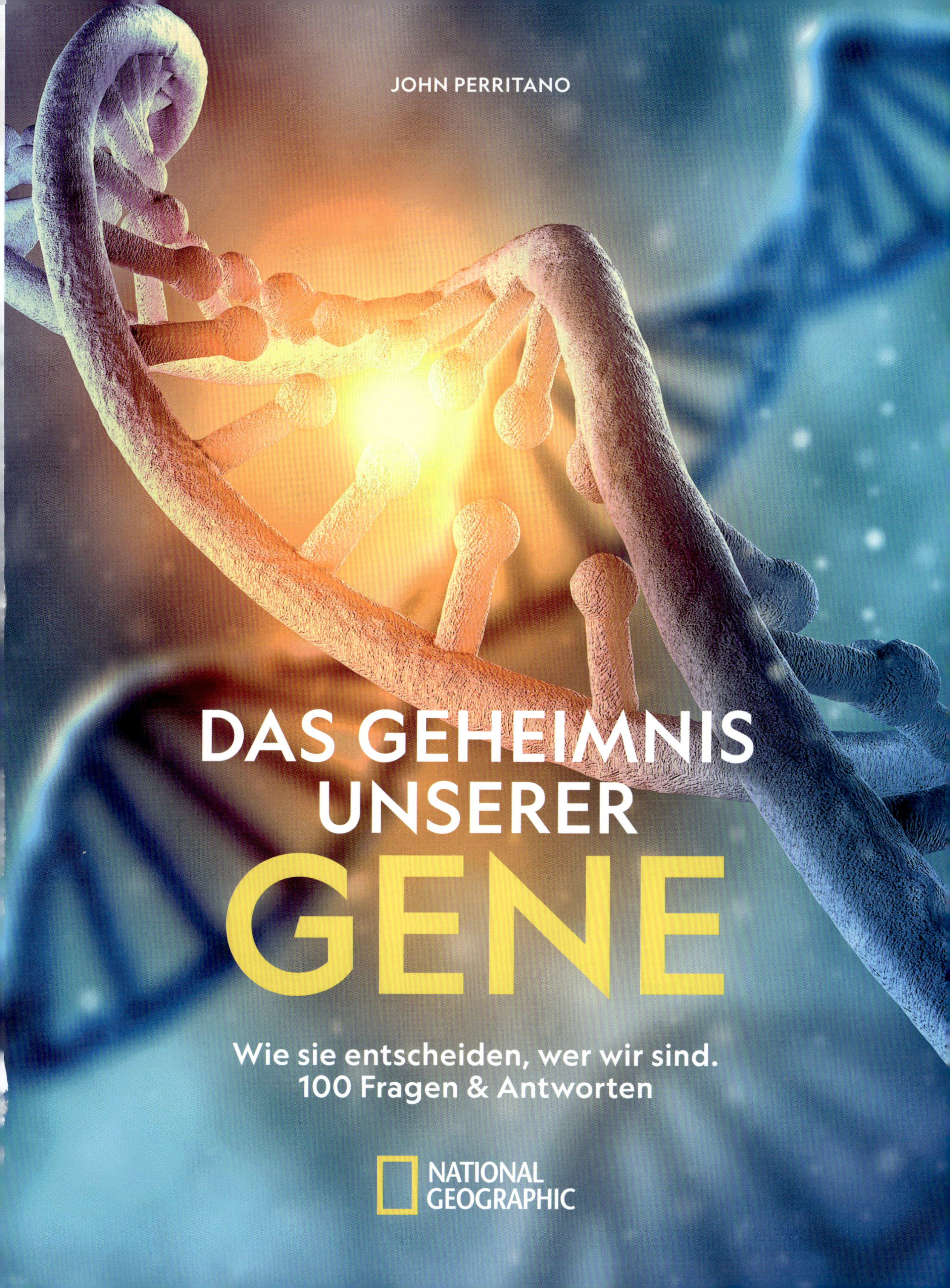
JOHN PERRITANO
DAS GEHEIMNIS UNSERER
GENE
Wie sie entscheiden, wer wir sind.
100 Fragen & Antworten
NATIONAL GEOGRAPHIC

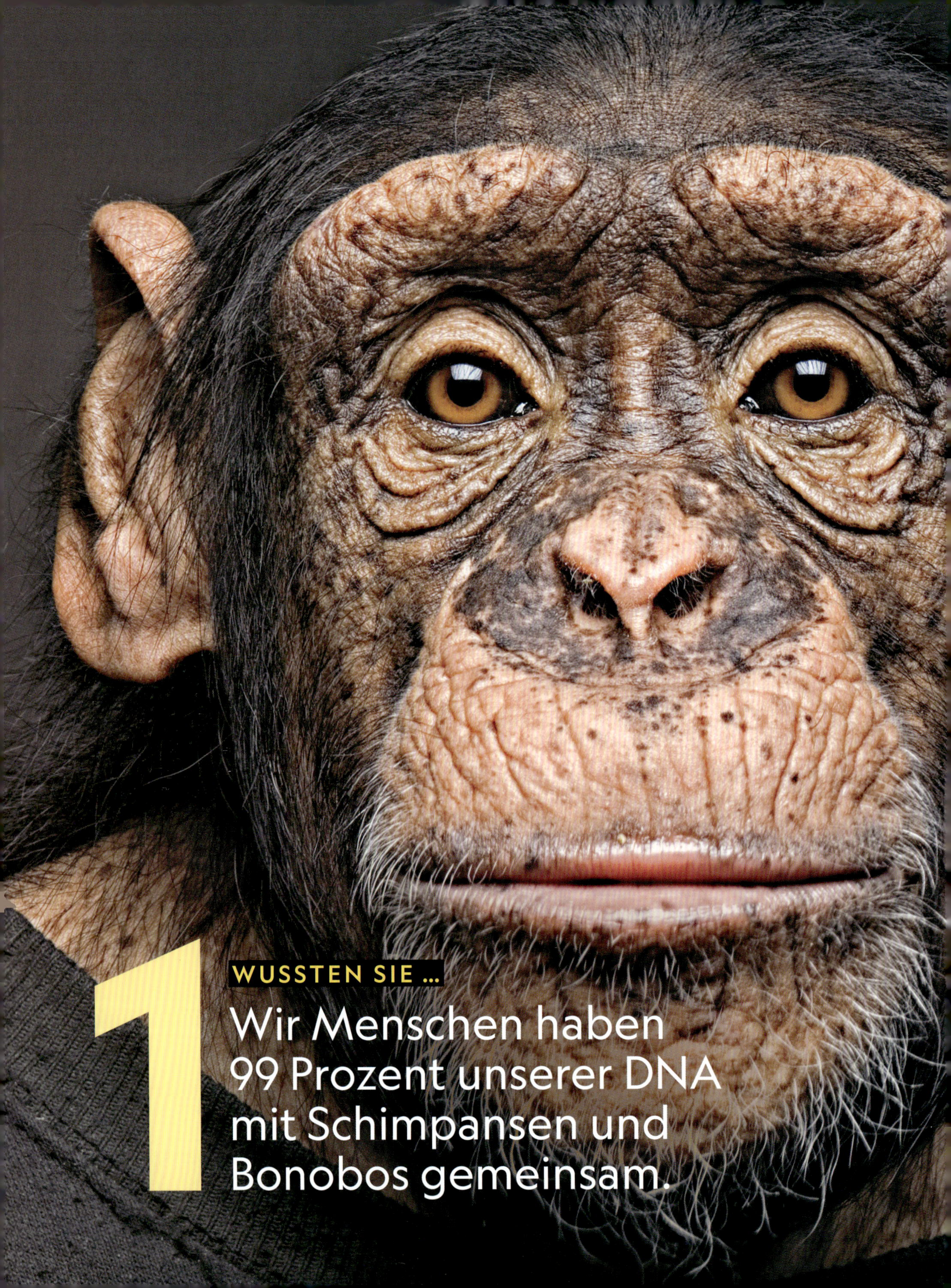
1
WUSSTEN SIE …
Wir Menschen haben
99 Prozent unserer DNA
mit Schimpansen und
Bonobos gemeinsam.

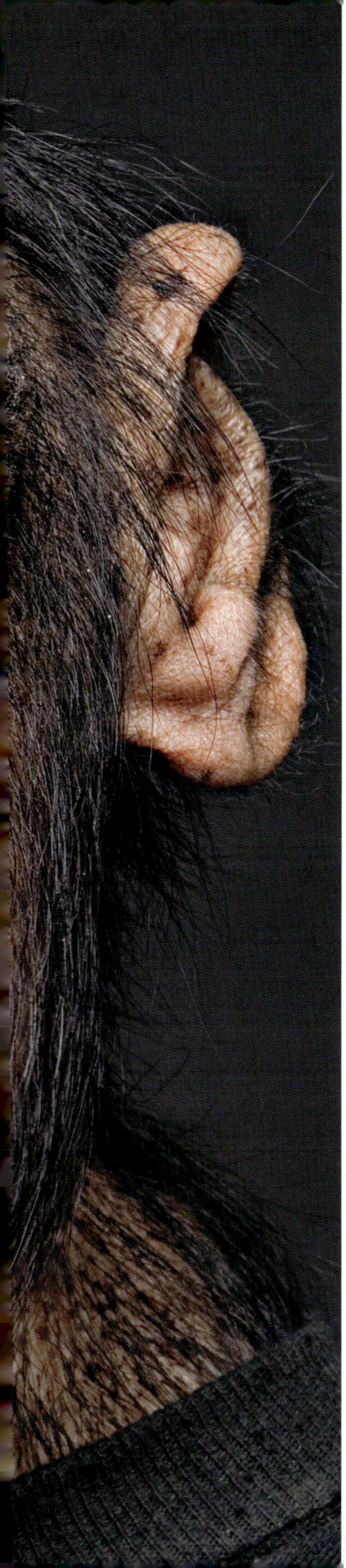

INHALT

UNSERE GENE
WIE SIE ENTSCHEIDEN, WER WIR SIND

2

WUSSTEN SIE …

Es ist möglich, dass eine Mutter etwas von der DNA ihres Babys in ihrem eigenen Körper zurückbehält.

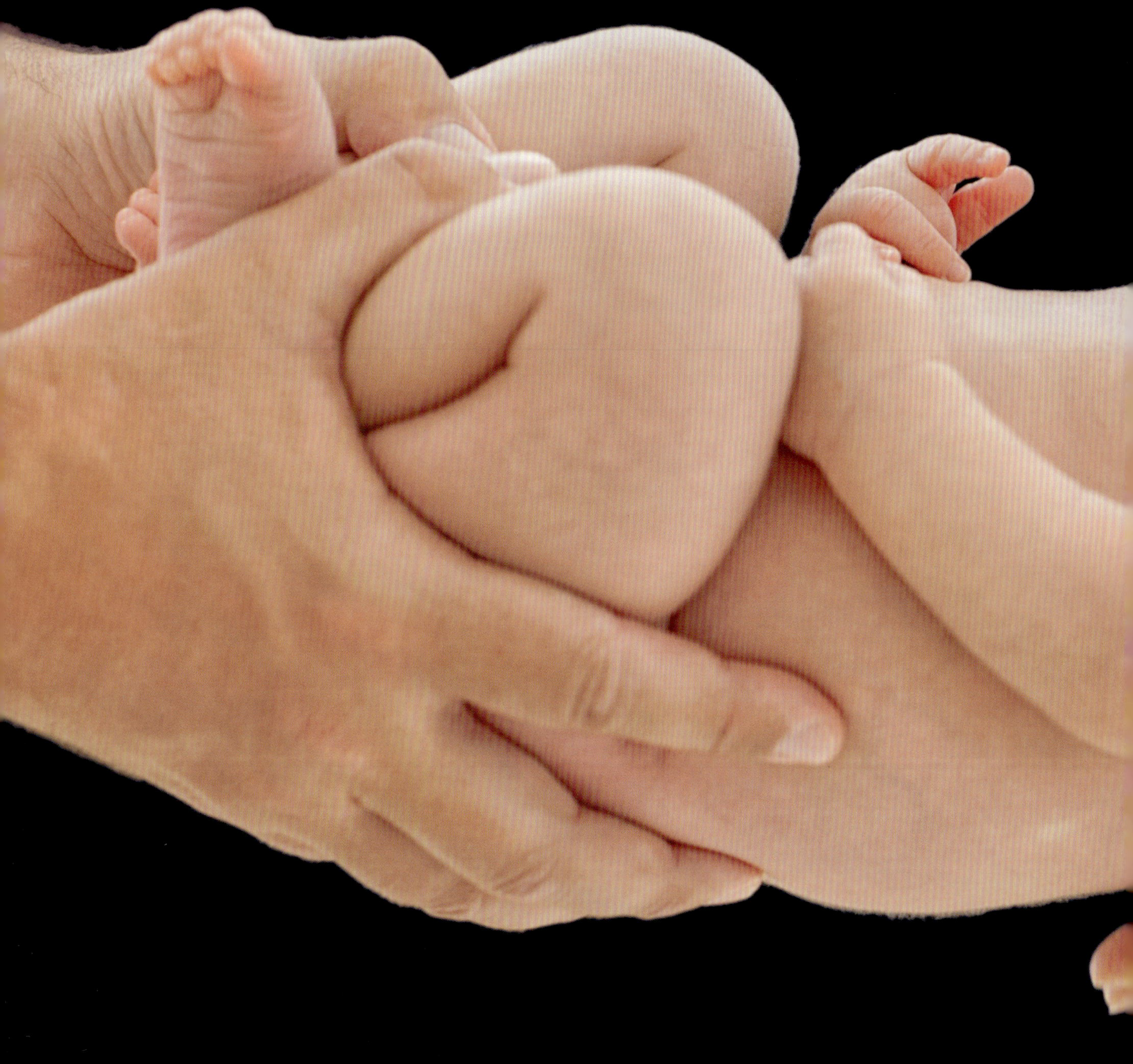

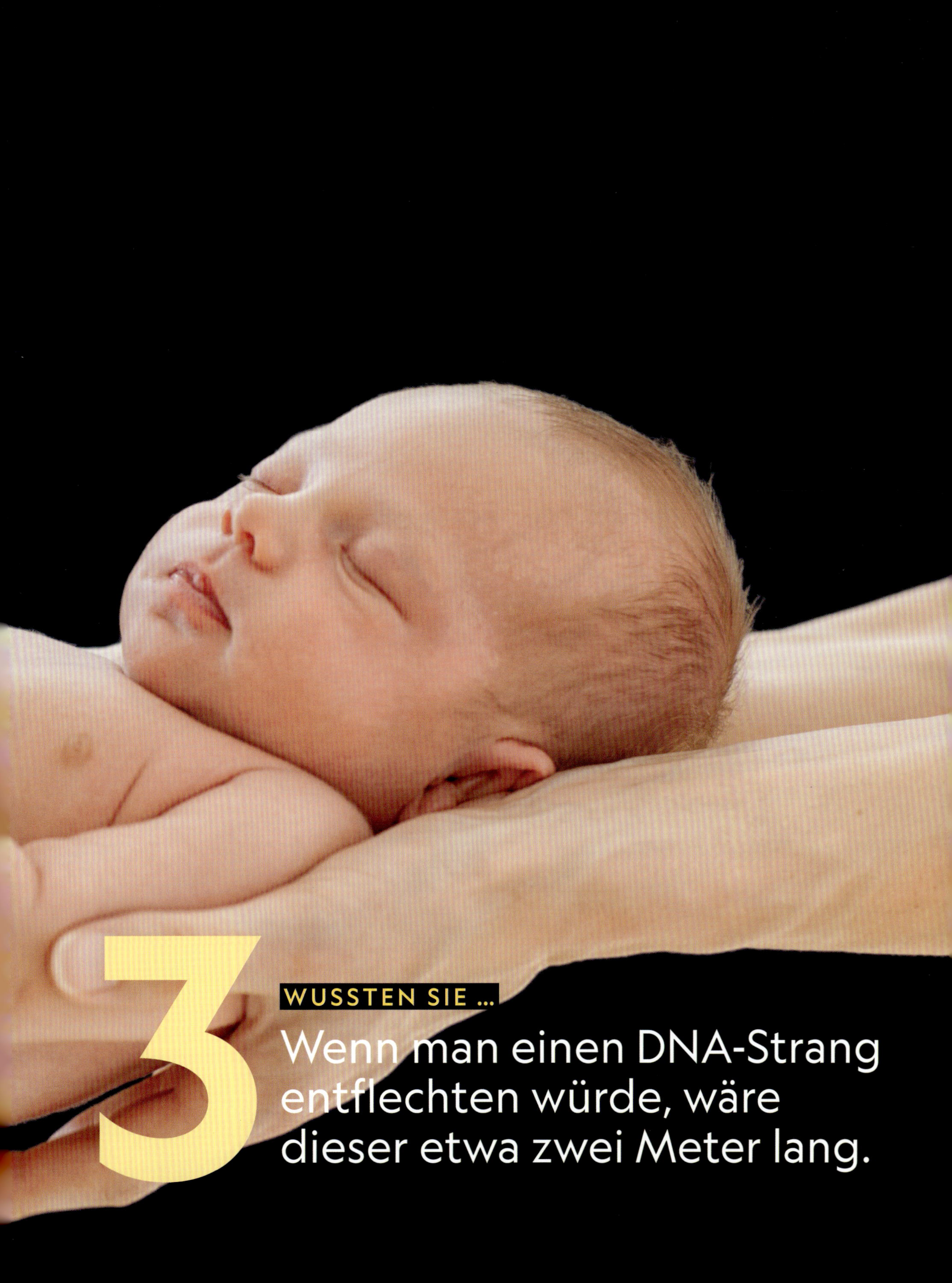

3

WUSSTEN SIE …

Wenn man einen DNA-Strang entflechten würde, wäre dieser etwa zwei Meter lang.

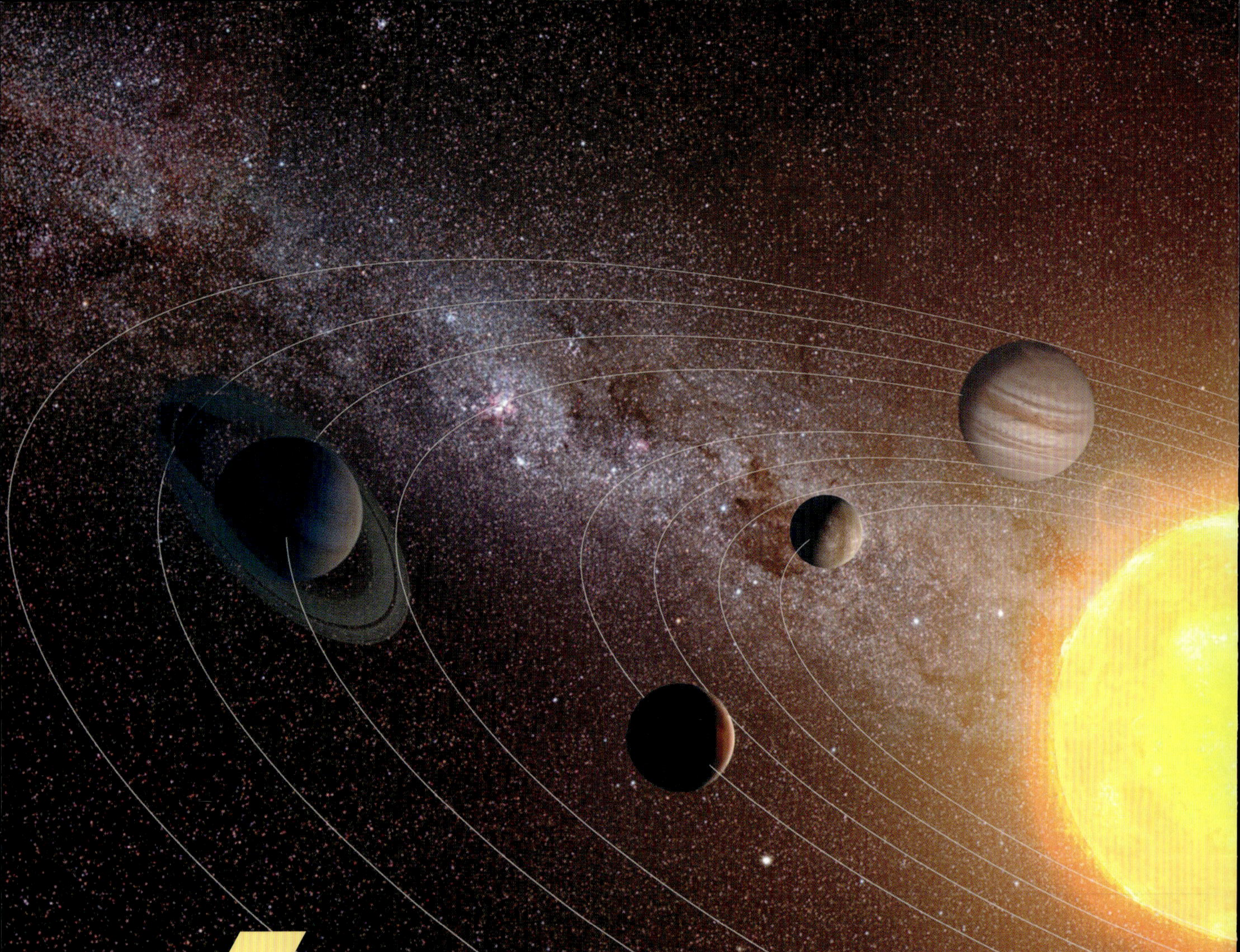

4

WUSSTEN SIE …

Wenn man die gesamte DNA aus allen Zellen eines Menschen entnehmen und wie eine Schnur aneinanderbinden würde, wäre diese etwa doppelt so lang wie der Durchmesser unseres Sonnensystems.

5

WUSSTEN SIE …

Jeder von uns erhält einen Meter DNA von der Mutter und einen Meter DNA vom Vater.

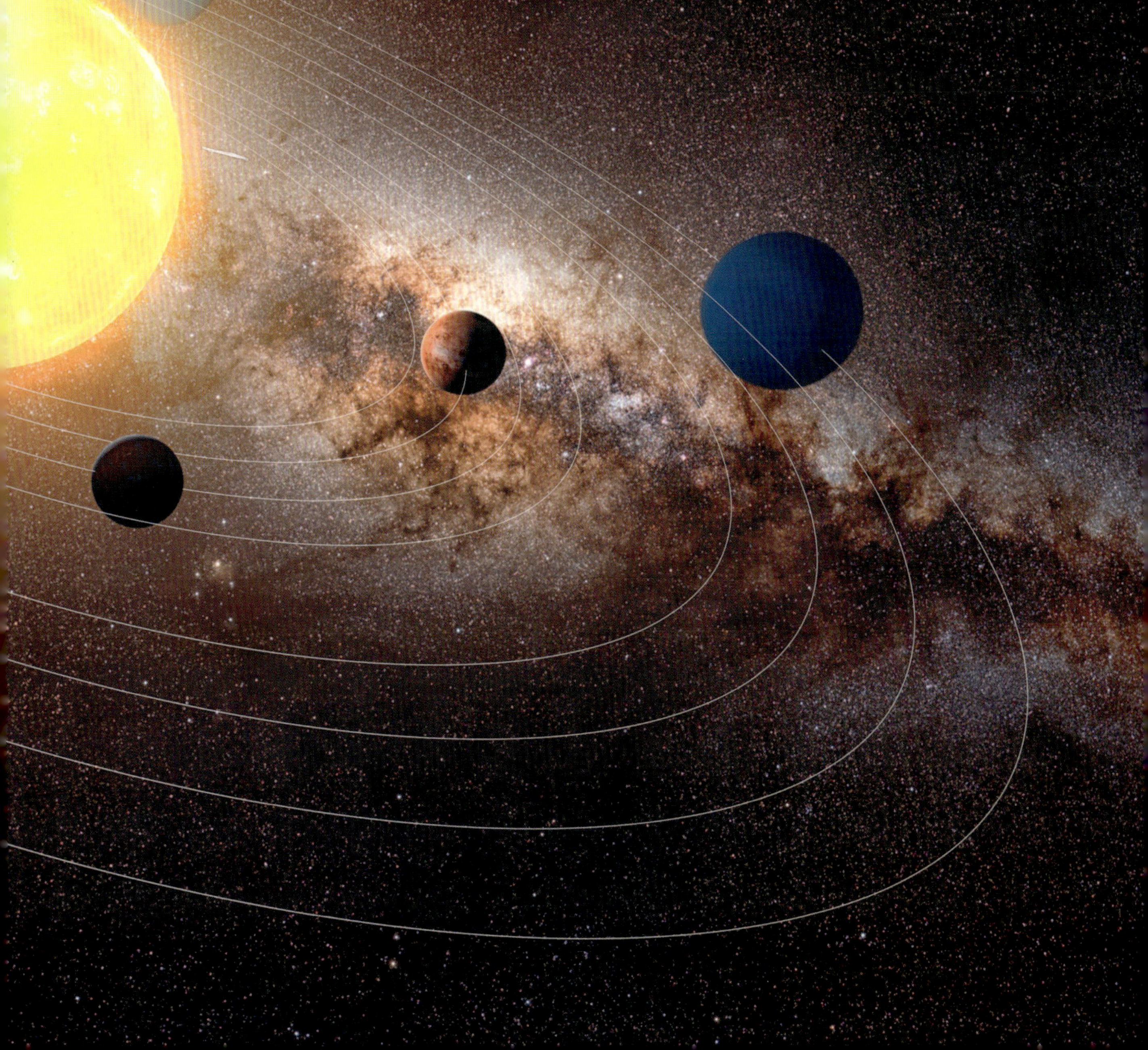

6

WUSSTEN SIE …

Jede heute lebende Person kann ihre Abstammung auf 10 000 Menschen zurückführen, die vor 175 000 Jahren lebten. Unsere DNA ist daher zu 99,5 Prozent identisch.

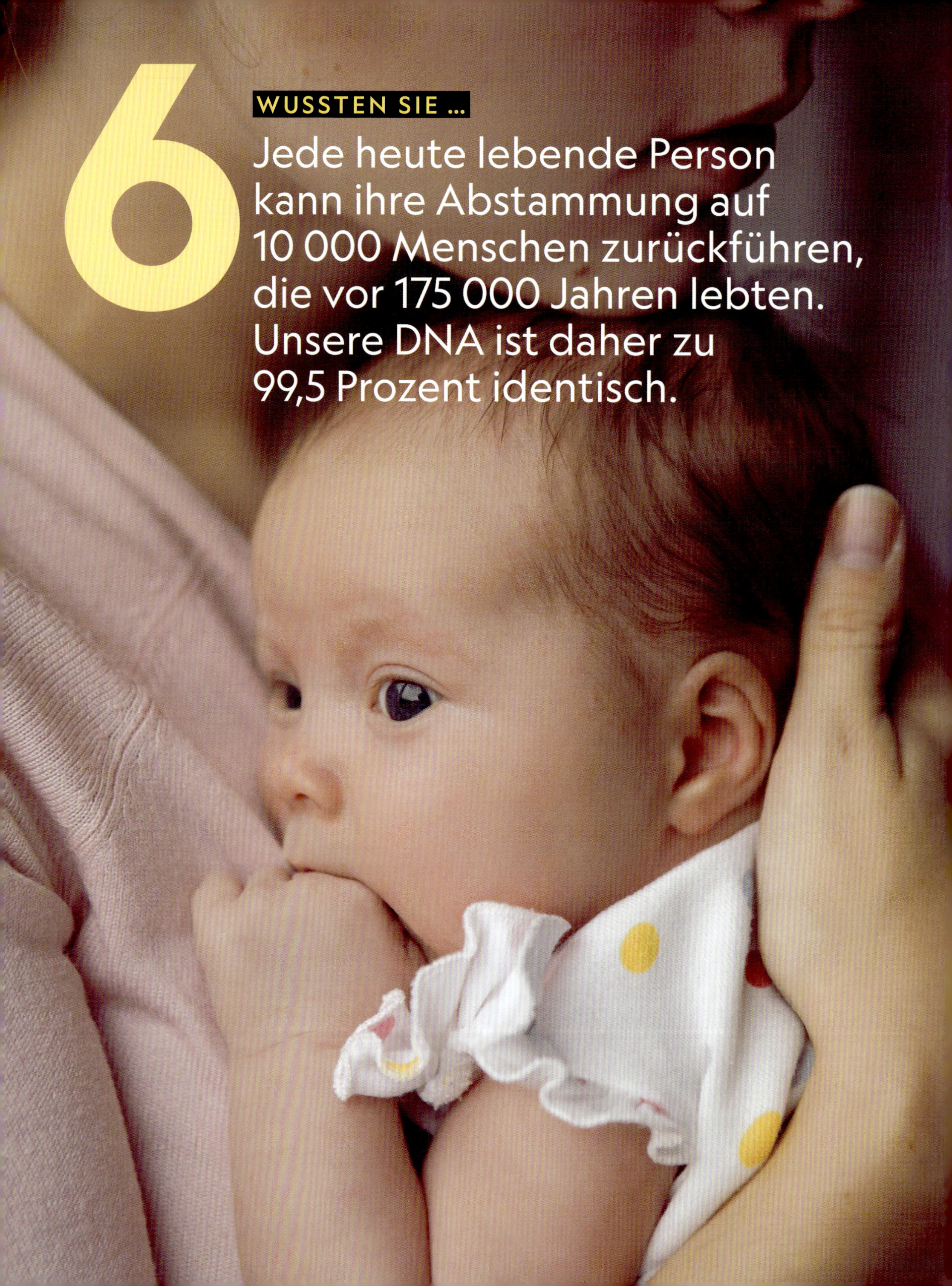

EINLEITUNG

MEINE GENE UND ICH

Schauen Sie in den Spiegel. Was sehen Sie? Sie kennen sich besser als jeder andere. Oder etwa nicht? Wir Menschen halten uns gern für einzigartige Wesen, und in vielerlei Hinsicht sind wir das auch. Aber obwohl wir uns äußerlich voneinander unterscheiden, sind wir dennoch alle ziemlich gleich.

Wie kann das sein? Nehmen Sie sich einen Augenblick Zeit, um Ihr altes Familienalbum hervorzuholen. Schauen Sie sich die Bilder Ihrer Eltern und von deren Eltern an. Warum sehen Sie zwar ein bisschen, aber doch nicht exakt wie Ihre Mutter oder Ihr Vater aus? Warum hat Ihre Schwester scheinbar die gleiche Nase wie Ihre Großmutter, während Ihre eigene viel schmaler ist? Warum ist Ihr Bruder kahl wie eine Melone, während Sie fülliges Haar besitzen? Erinnern Sie sich an Onkel Klaus? Er konnte mit den Ohren wackeln, Sie aber können es nicht. Warum?

Fragen wie diese mögen ein bisschen seltsam erscheinen, doch gibt es auf jede eine ernsthafte Antwort. Und jede hat mit Genetik, der Vererbungslehre, zu tun. Genetik hilft uns, die biologische Programmierung sämtlicher lebender Organismen zu verstehen – von Menschen, Hunden, Bäumen, Weinreben oder Grippeviren. Vererbung ist die Ausprägung von Merkmalen wie beispielsweise Haar- oder Augenfarbe – und auch die Fähigkeit, mit den Ohren zu wackeln. Und es ist zudem die Art und Weise, wie diese von einer Generation zur nächsten weitergegeben werden.

Eine junge Wissenschaft - und viel altes Wissen

Während die Genetik als Wissenschaft erst seit etwa 150 Jahren existiert, hat man die Vererbung von Merkmalen bereits seit vielen Tausend Jahren beobachtet. Schon vor langer Zeit stellten Menschen fest, dass Eltern ihre Eigenschaften an die Nachkommen weitergeben. Nicht nur Menschenkinder, auch junge Schafe und Rinder glichen ihren Elterntieren. Selbst Weizen- und Gerstenpflanzen wiesen Ähnlichkeiten mit ihren Elternpflanzen auf. Unsere Vorfahren verwendeten dieses Wissen, um spezielle Nahrungspflanzen und Nutztiere zu züchten.

Doch niemand kannte das „Warum", das der Vererbung zugrunde lag. Der griechische Mathematiker Pythagoras war der Meinung, dass die menschliche „Ähnlichkeit" vom Vater herrühre. Während der Samen den väterlichen Körper durchströmte, sollte er auf geheimnisvolle Weise Informationsbröckchen aufsaugen, die unter anderem darüber bestimmten, welche Haut- und Haarfarbe die Kinder dieses Mannes haben würden. Beim Geschlechtsverkehr, so Pythagoras, gab der Vater diese Informationen an die Mutter weiter. Pythagoras' Theorie erhielt sogar einen Namen - man bezeichnete sie als Spermismus.

Jahre später wies Aristoteles die Vorstellung zurück, dass sich Vererbung ausschließlich auf den Vater gründete. Nach Meinung des Philosophen erbten Kinder ihre Eigenschaften nicht nur von dominanten Vätern, sondern auch von ihren

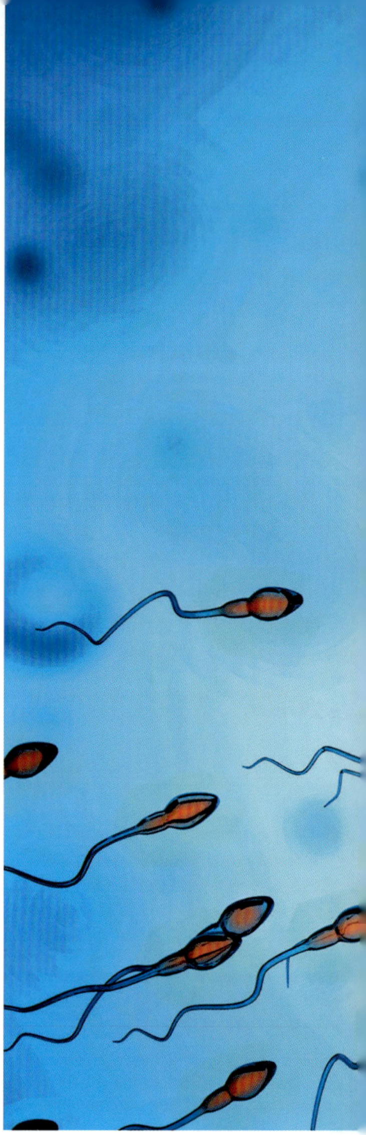

7

WUSSTEN SIE ...

Wissenschaftler haben das für die Produktion von Spinnenseide verantwortliche Gen isoliert. Eines Tages könnten damit starke Schutzwesten, etwa für Soldaten, entwickelt werden.

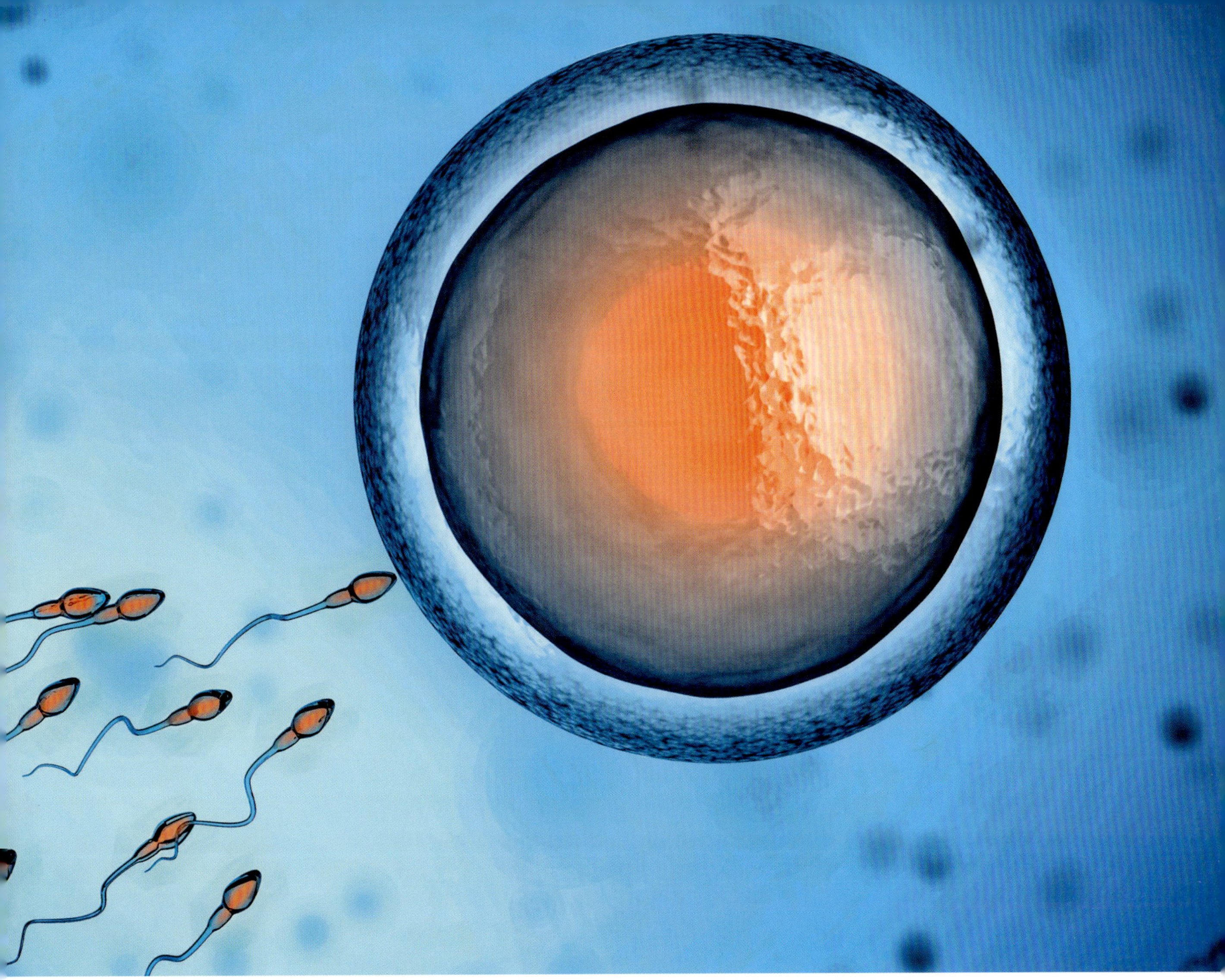

GEMISCHTES DOPPEL
Das Spermium des Mannes und die Eizelle der Frau enthalten jeweils 23 Chromosomen. Beide Chromosomensätze werden an die Nachkommen weitergegeben.

Müttern und Großeltern. Aristoteles stellte sogar zu Recht fest, dass bestimmte physische Merkmale eine Generation überspringen können.

Erst rund 2200 Jahre später, in den frühen 1860er-Jahren, begann der österreichische Mönch Gregor Mendel das Konzept der Vererbung zu verstehen. Er bewies, dass Organismen von jedem Elternteil spezifische Anweisungen erbten – einen genauen Code, wenn man so will. Mendels Theorien schufen das Fundament für die Wissenschaft der Genetik.

Es sollte fast 100 Jahre dauern, bis die Molekularbiologen James Watson und Francis Crick herausfanden, woraus dieser Code tatsächlich bestand. 1953 entdeckten sie die Struktur der DNA, des Materials, aus dem die Gene bestehen. DNA ist die englische Abkürzung für Desoxyribonukleinsäure. Ihr Molekül ist wie zwei umeinander verdrillte Bänder geformt. Watson und Crick erbrachten den Nachweis, dass die Bänder in ihrer spiraligen Verschraubung durch Basenpaare

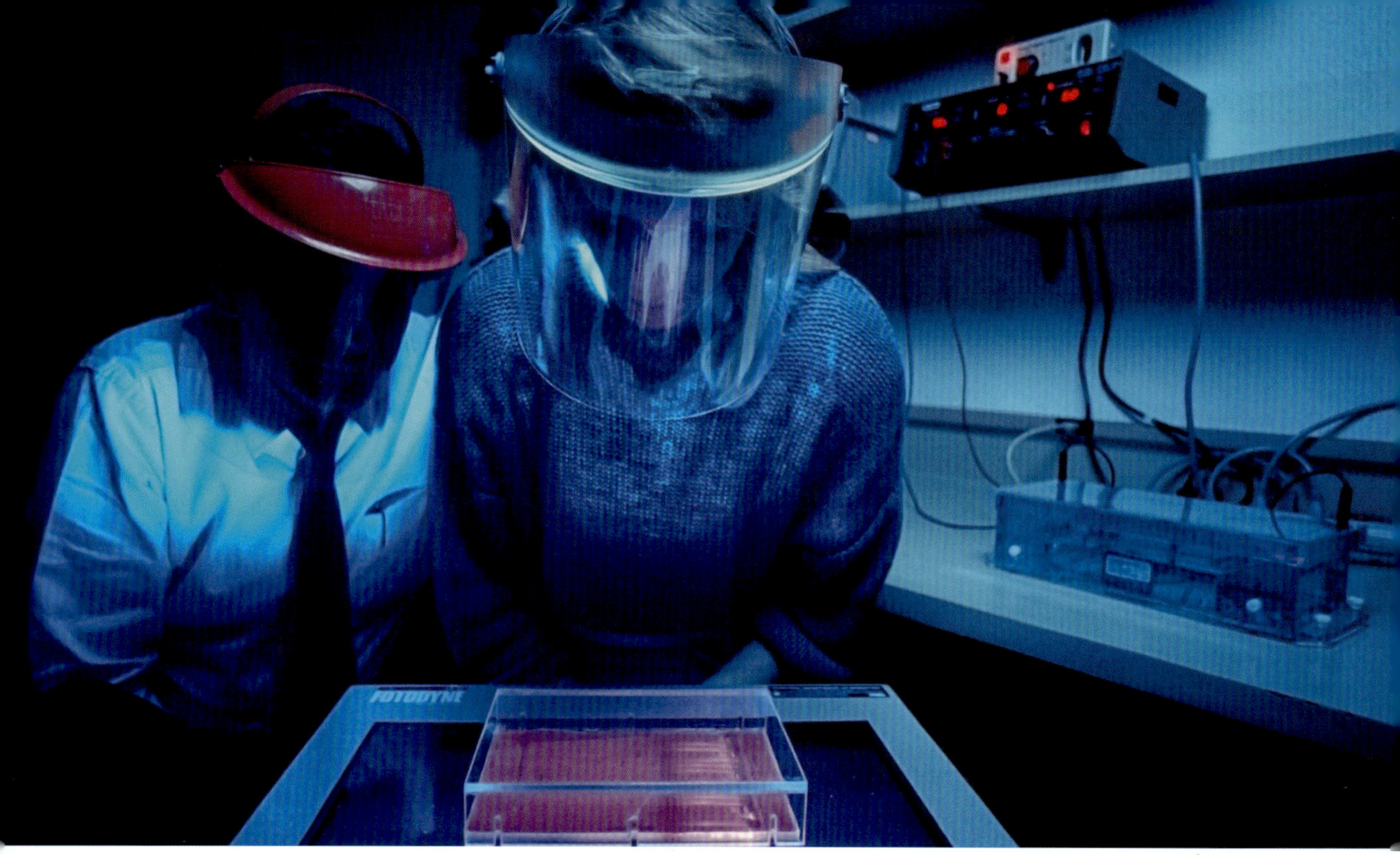

zusammengehalten werden. Für die Entdeckung dieser Doppelhelixstruktur erhielten die beiden Forscher 1962 den Nobelpreis.

Weitere 50 Jahre vergingen, bis Wissenschaftler das menschliche Genom – unsere gesamte DNA mit allen darin enthaltenen Genen – vollständig kartiert hatten. Das Humangenomprojekt gilt bis heute als eine wissenschaftliche Meisterleistung. Durch die Entschlüsselung des genetischen Codes war es auf einmal möglich, den natürlichen Bauplan des Lebens mit erstaunlicher Deutlichkeit zu lesen: die Basensequenz der in den Zellen enthaltenen DNA. Es ist das Material, das jeden von uns zu dem macht, was er oder sie ist. Die Gene legen fest, wie unser Körper aussieht, sie bestimmen die Arbeitsweise unserer Zellen und unsere Anfälligkeit gegenüber einer Vielzahl von Krankheiten.

Eine neue Welt

Die revolutionäre Entdeckung eröffnet neue und aufregende Wege, um zu ergründen, wer wir sind – als Art und als Individuen. Dank des Humangenomprojekts wissen wir heute, dass wir uns genetisch auf frappante Weise ähneln: Wir alle stimmen zu mehr als 99 Prozent unseres Genoms überein.

Der winzige Bruchteil, der uns voneinander unterscheidet, ist dennoch außerordentlich wichtig. Diese genetischen Variationen bestimmen, wie groß wir sind, weshalb einige leichter einen Sonnenbrand

HOFFNUNG FÜR KRANKE

Bei bestimmten Krebsarten ermöglichen Fortschritte in der DNA-Sequenzierung die Entwicklung sehr gezielter und vielversprechender Therapien.

8

WUSSTEN SIE ...

An der Zellteilung sind mehr als 800 Gene beteiligt.

bekommen als andere und warum manche Menschen grüne Augen haben. Sie haben Einfluss auf unser Krankheitsrisiko und unsere Reaktion auf bestimmte Medikamente.

Genetik beeinflusst unser tägliches Leben. Weil Wissenschaftler in der Lage sind, unsere genetischen Baupläne zu sequenzieren (die Abfolge der DNA-Basen zu bestimmen) und zu lesen, können Ärzte inzwischen manche Krankheiten allein anhand einer Blutprobe nachweisen. Indem sie krankheitsverursachende Gene identifiziert, verschafft uns die Genetik neue Möglichkeiten zur Bekämpfung spezifischer Leiden. Bei der Suche nach Straftätern und der Identifizierung von Verbrechensopfern hat sie auch der Polizei neue Perspektiven eröffnet.

Darüber hinaus können Forscher genetische Profile anfertigen, die die Gensequenzen von Personen, egal ob tot oder lebendig, miteinander vergleichen und uns ein Bild davon vermitteln, woher unsere Vorfahren stammten. Die Genetik ermöglicht es Landwirten, die Erträge ihrer Nutzpflanzen zu steigern oder einige Pflanzen dahingehend zu verändern, dass sie bestimmten Schädlingen wie Insekten oder Pilzen besser widerstehen.

Der Versuch, Genetik und ihre Auswirkungen auf unser Leben und die Gesellschaft zu verstehen, mag vielen als etwas erscheinen, das man am besten den Akademikern überlässt. Doch das ist ein Irrtum. Genetik betrifft uns alle, manchmal in positiver Weise, manchmal eher nicht. Stellen Sie sich vor, Sie müssten sich eines Tages keine Sorgen mehr um Krebs machen, da ein Wissenschaftler Ihre DNA so verändert hat, dass Sie immun gegen diese Krankheit wären. Und was würden Sie sagen, wenn eine Ärztin Ihnen mitteilen würde, sie könne Ihr ungeborenes Kind mithilfe von gentechnischen Methoden verändern, um es größer, klüger oder körperlich stärker zu machen?

Sollten Sie jetzt das Gefühl haben, wir lebten in einer schönen neuen Welt, dann haben Sie recht: Wir tun es tatsächlich. Weil es in unseren Genen liegt.

BAUSTEINE DES LEBENS
Genetische Tests können uns viel über uns verraten – woher wir stammen zum Beispiel. Aber auch, für welche Krankheiten wir möglicherweise anfällig sind.

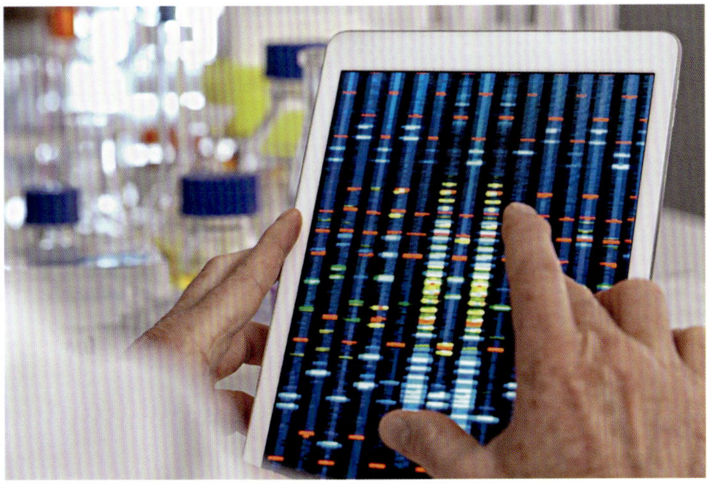

Experiment

Blaue oder braune Augen? Fragen wir das Quadrat

Sie werden demnächst Vater oder Mutter? Und möchten nun ermitteln, welche Haar- oder Augenfarbe Ihr Kind haben könnte? Eine der einfachsten Methoden, die Möglichkeiten herauszufinden, mit der Ihr Kind ein spezifisches Merkmal erbt, ist das nach seinem Erfinder Reginald Punnett benannte Punnett-Quadrat. Auf unkomplizierte Weise werden in diesem Kombinationsquadrat alle potenziellen Genotypen (so heißt die genetische Ausstattung eines Individuums) aufgedeckt, die ein Kind aufweisen kann. Voraussetzung ist, dass die Genotypen beider Elternteile bekannt sind. Sie sollten also wissen, welche Gene Sie tragen, um den Test machen zu können. Lassen Sie uns jetzt versuchen, die Augenfarbe eines Kindes zu ermitteln.

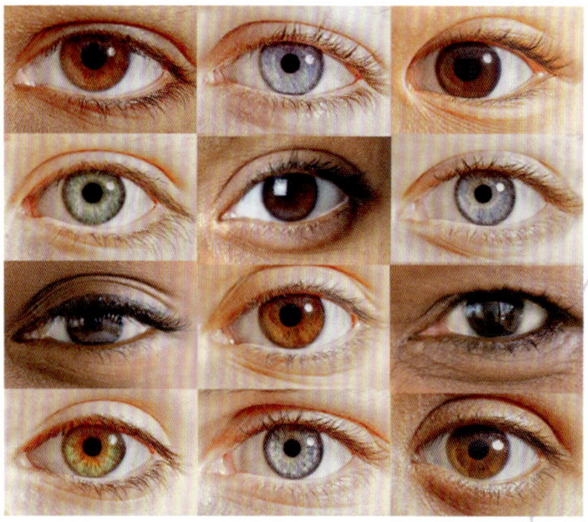

9

WUSSTEN SIE …

Ein Mensch mit einer Chromosomenduplikation besitzt drei statt nur zwei Kopien eines bestimmten Chromosoms.

Schritt 1
Zeichnen Sie ein Punnett-Quadrat.

Schritt 2
Lassen Sie uns annehmen, dass die Mutter ein Gen für Braunäugigkeit auf beiden Chromosomen trägt (BB). Braune Augen sind immer dominant, daher die Großbuchstaben, sie setzen sich durch. Der Vater besitzt in Bezug auf die Augenfarbe zwei unterschiedliche Genotypen: ein dominantes Gen für braune Augen (B) und ein rezessives für blaue (b). Blaue Augen sind immer rezessiv. Die Mutter kann zwei dominante Gene für braune Augen an ihr Kind weitergeben; tragen Sie ihren Genotyp oberhalb der Quadrate ein, einen für jedes Allel (so heißt die Zustandsform eines bestimmten Gens).

Schritt 3
Tragen Sie die Genotypen des Vaters an der linken Seite der Quadrate ein.

Schritt 4
Wir möchten nun die unterschiedlichen möglichen Genotypenkombinationen des Kindes herausfinden. Schauen Sie sich das Punnett-Quadrat an und füllen Sie es aus. Beim ersten Kästchen haben wir bereits das Ergebnis eingetragen.

Schritt 5
Wenn Sie die restlichen Quadrate ausgefüllt haben, können Sie die Wahrscheinlichkeit ermitteln, mit der das Kind dieser Eltern blaue oder braune Augen hat.

	B	**B**
B	BB	
b		

Blättern Sie jetzt die Seite um.

Wer setzt sich durch?

In dem Punnett-Quadrat rechts tauchen keine Kombinationen auf, die den rezessiven Genotyp eines blauäugigen Kindes kennzeichnen (bb). Die Wahrscheinlichkeit, ein Kind mit blauen Augen zu bekommen, liegt bei null Prozent. Dunkle Augenfarben wie Braun dominieren gegenüber hellen, rezessiven Augenfarben wie Blau.

Da die Mutter einen dominanten Genotyp für braune Augen aufweist, zeigt ein einziger Blick auf das Punnett-Quadrat, dass das Kind mit hundertprozentiger Wahrscheinlichkeit braune Augen haben wird, obwohl der Vater ein rezessives Allel für blaue Augen besitzt. Das dominante Allel setzt sich immer gegenüber einem rezessiven Allel durch.

	B	B
B	BB	BB
b	Bb	Bb

10

WUSSTEN SIE …

Die von einem Allel produzierte Proteinmenge bestimmt, ob ein Gen rezessiv oder dominant ist.

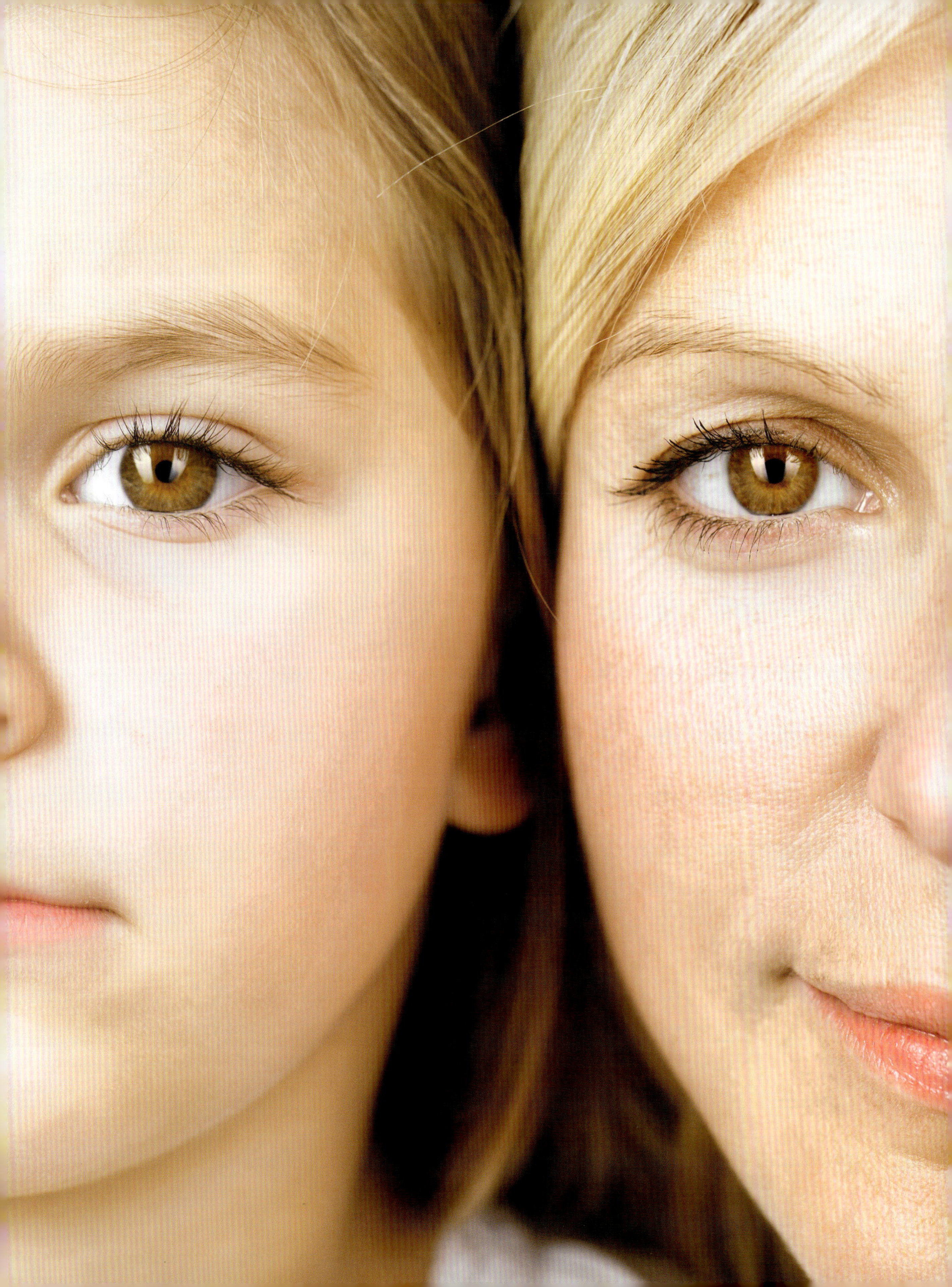

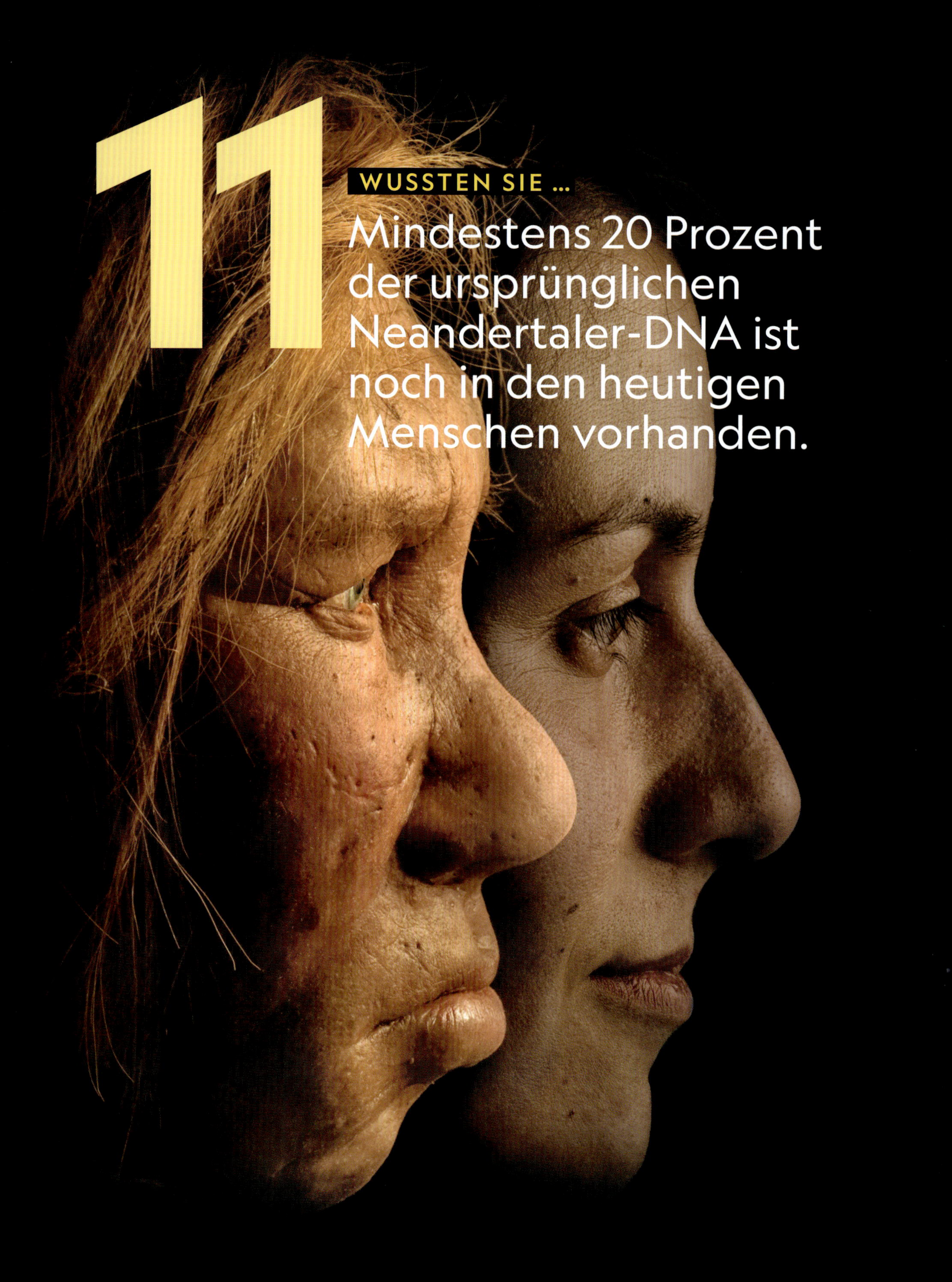

11

WUSSTEN SIE ...

Mindestens 20 Prozent der ursprünglichen Neandertaler-DNA ist noch in den heutigen Menschen vorhanden.

KAPITEL EINS

ALLES ÜBER IHRE GENE

Irgendwann in unserer frühen Vergangenheit haben sich unsere Vorfahren sicherlich gefragt, wie Vererbung funktioniert. Die körperlichen Unterschiede zwischen ihren und anderen Kindern werden ihnen aufgefallen sein. Man kann auch davon ausgehen, dass sie zwischen feindlich und freundlich Gesinnten, Starken und Schwachen sowie Gerissenen und Einfältigen differenzieren konnten - so wie wir.

Im Lauf der Zeit wandten unsere prähistorischen Vorfahren ihr rudimentäres Wissen über die Vererbung nach dem Versuch-und-Irrtum-Prinzip an. Sie kultivierten beispielsweise Nahrungspflanzen, die die größten Früchte trugen, und züchteten Rinder, die die meiste Milch lieferten. Auch wenn sie es damals noch nicht wussten, waren unsere Ahnen Pioniere auf einem Gebiet, das Wissenschaftler später „Genetik" nennen sollten. In ihrer elementarsten Form ist Genetik die Erforschung der Frage, wie Eltern - ungeachtet ihrer Art - vererbbare Merkmale an ihre Nachkommen weitergeben können. Wissenschaftler haben Jahrhunderte gebraucht, um die Grundprinzipien der Vererbung zu verstehen. Selbst heute sind wir uns ihrer Auswirkungen noch nicht in vollem Umfang bewusst.

Experiment

Ein Modell der Doppelhelix herstellen

In der DNA eines Menschen sind jene Informationen enthalten, die unter anderem bestimmen, ob jemand kleinwüchsig, dunkelhäutig oder blond ist. Gene entscheiden auch darüber, ob ein Individuum an bestimmten Krankheiten leiden wird. Die DNA setzt sich aus vier Nukleinbasen zusammen: Adenin (A), Guanin (G), Thymin (T) und Cytosin (C). Diese kleinen Biomoleküle sind in spezifischen Paarungen miteinander verknüpft. Während Adenin (A) sich immer mit Thymin (T) paart, hängt Guanin (G) stets mit Cytosin (C) zusammen. Dann lassen Sie uns jetzt eine Doppelhelix bauen.

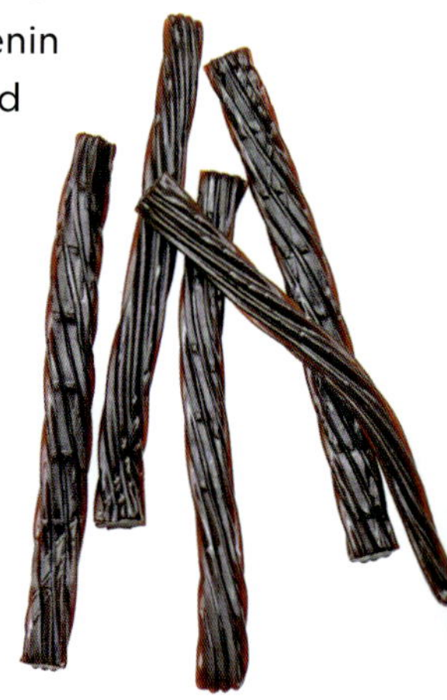

Was man benötigt

- ☐ zwei lange Lakritzstücke (in beliebiger Farbe)
- ☐ weiche Bonbons in vier unterschiedlichen Farben
- ☐ eine Schachtel Zahnstocher

Was zu tun ist

Schritt 1

Sortieren Sie die Bonbons nach Farben; jede Farbe steht für eine der vier DNA-Basen: A, G, T oder C.

Schritt 2

Teilen Sie die Süßigkeiten in zweifarbige Paare mit festen Farbkombinationen ein. Ein roter Bonbon ist beispielsweise immer mit einem gelben, ein grüner Bonbon immer mit einem blauen gepaart.

Schritt 3

Spießen Sie die Bonbonpaare mit den Zahnstochern auf – immer zwei Bonbons pro Zahnstocher.

Schritt 4

Verbinden Sie zum Schluss die Bonbonzahnstocher mit den beiden Lakritzschnüren. Fahren Sie so lange damit fort, bis Sie ein leiterähnliches Gebilde erhalten. Nehmen Sie dann Ihre „Leiter" und verdrehen Sie sie.

Blättern Sie jetzt die Seite um.

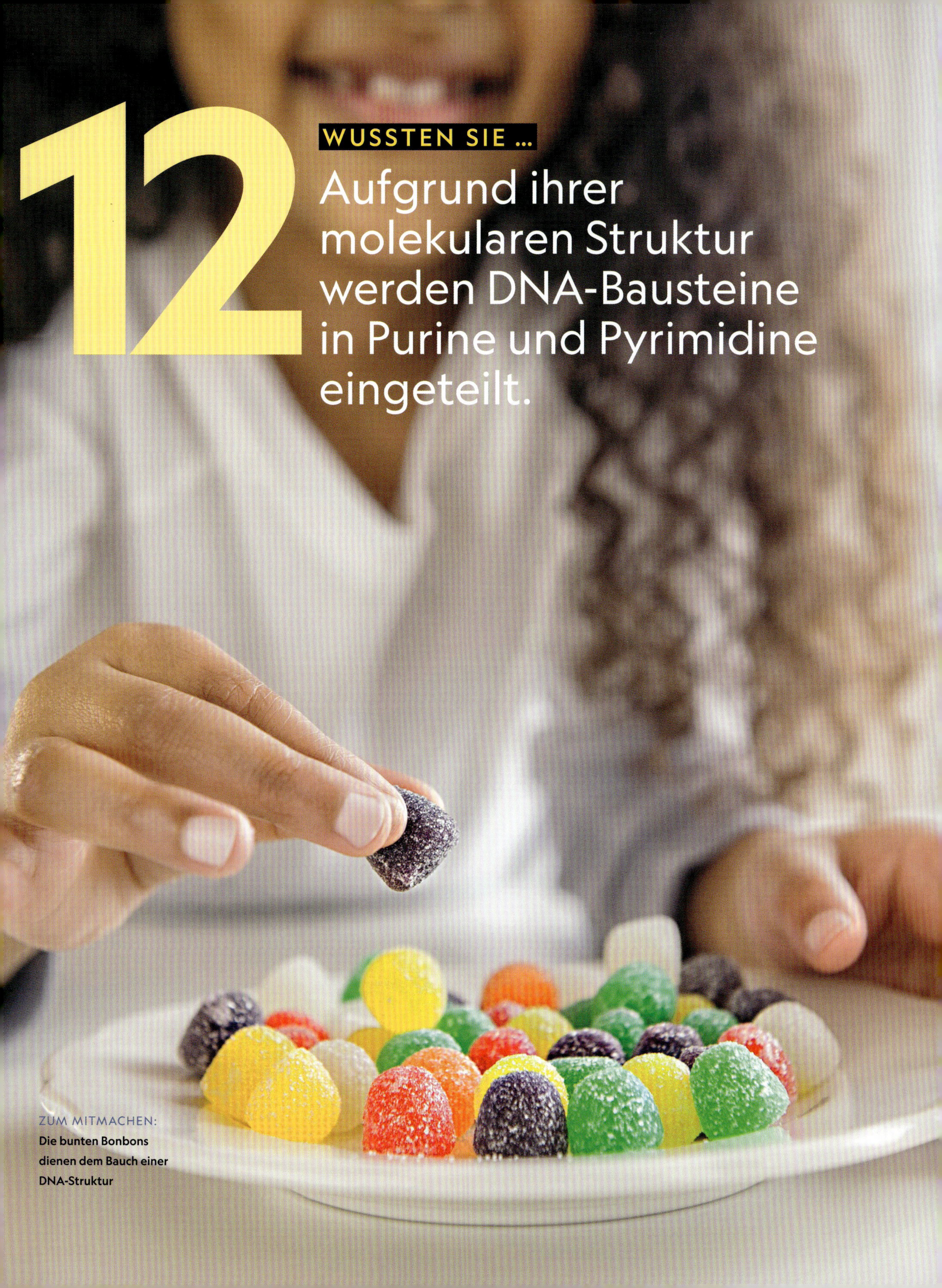

12

WUSSTEN SIE …

Aufgrund ihrer molekularen Struktur werden DNA-Bausteine in Purine und Pyrimidine eingeteilt.

ZUM MITMACHEN:
Die bunten Bonbons dienen dem Bauch einer DNA-Struktur

Was ist passiert

Sie haben gerade ein Modell des DNA-Moleküls angefertigt. Die paarweise angeordneten farbigen Bonbons repräsentieren die Nukleinbasen, die ihrerseits die genetische Information darstellen. Trotz festgelegter Basenpaarungen gibt es auf einem DNA-Strang Millionen von Kombinationsmöglichkeiten in der Reihenfolge der Nukleinbasen. Die Reihenfolge der Basen (etwa ATCG) innerhalb des DNA-Strangs stellt den genetischen Code dar – die Gene. Die Lakritzschnüre stehen für das Zucker-Phosphat-Rückgrat der DNA.

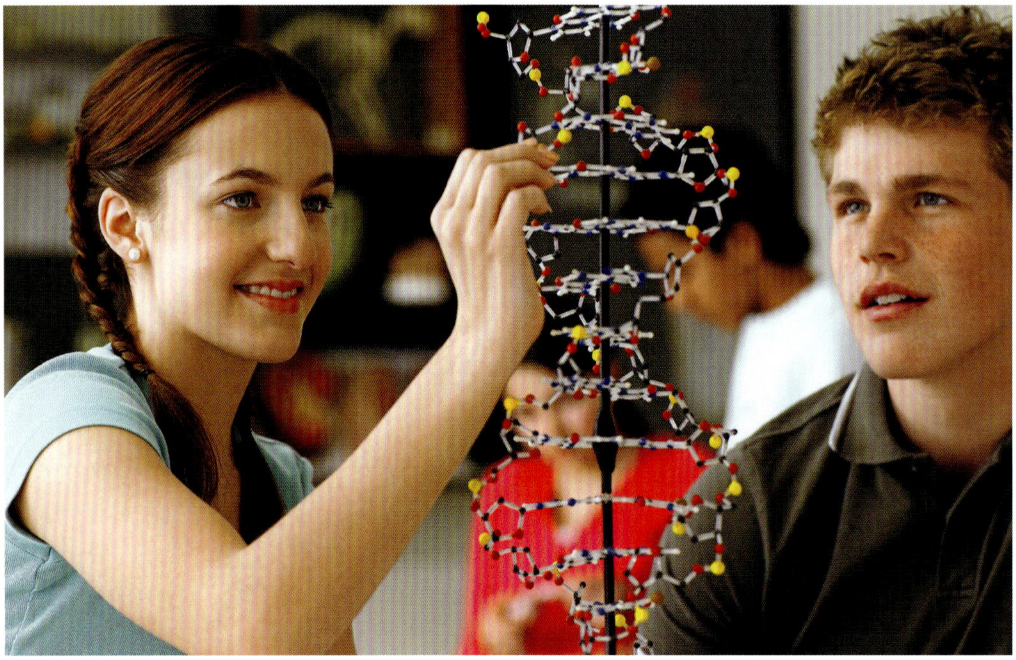

SÜSSE BASTELEI
In einer spielerisch angelegten Unterrichtsstunde lernen Schüler und Schülerinnen der Mittelstufe etwas über die Struktur der DNA.

WUSSTEN SIE ...

13

Etwa ein Prozent der gesamten DNA enthält Anweisungen zur Herstellung von Proteinen. Der Rest ist **„Junk-DNA“**.

14

Fehler bei der Zellteilung können dazu führen, dass die betreffende Person eine **falsche Anzahl von Chromosomen** aufweist.

15

Menschen haben sieben Prozent ihres **Genoms** mit dem **Bakterium E. coli** gemeinsam.

16

Das menschliche **Genom** besteht aus ungefähr **20 000 Genen**.

17

Menschen besitzen 46 Chromosomen, **Hunde dagegen 78**.

18

Der genetische **Unterschied zwischen Schimpanse und Mensch** beruht auf **40 Millionen Mutationen** in den Basen der DNA, die den **genetischen Code** ausmachen.

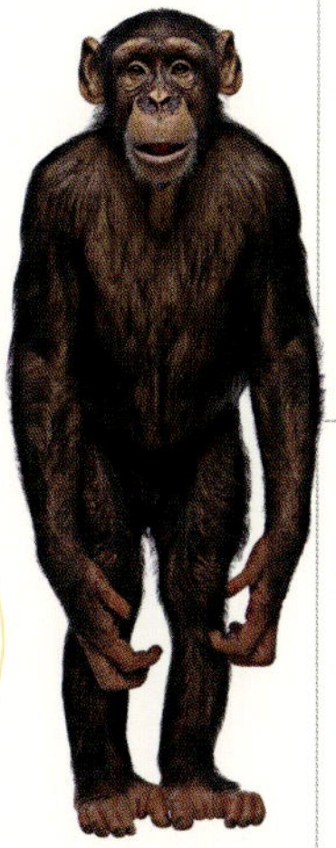

19

Teilt sich eine Zelle, so dupliziert sie auch ihre **genetische Ausstattung** und verteilt sie auf die Tochterzellen.

20

Viele Menschen mit einer **geistigen Behinderung** weisen eine **Chromosomenanomalie** auf.

21

Ein Chromosom kann manchmal über ein **fehlendes** oder ein **zusätzliches Stück** verfügen. Beides kann eine Vielzahl von **Krankheiten hervorrufen**.

22

Der menschliche Körper besteht aus etwa **200 Arten von Zellen**, die zahlreiche unterschiedliche Aufgaben verrichten. Jede Zelle erhält ihre **Anweisungen von der DNA**.

GREGOR MENDELS ERBSEN

Johann Mendel (der später Gregor genannt werden sollte), war kein konventioneller katholischer Mönch. 1822 als Sohn einer armen Bauernfamilie im damaligen Österreichisch-Schlesien geboren, interessierte sich Mendel besonders für die Wissenschaft. Das Gymnasium verließ er als einer der besten Schüler. An der Universität Olmütz belegte Mendel Vorlesungen in Mathematik, Physik und Philosophie. Als er sein Studium aus Geldmangel unterbrechen musste, befürchtete Mendel, seine wissenschaftlichen Träume würden sich in Luft auflösen. Doch eine scheinbar göttliche Fügung sollte dies verhindern. Einer seiner Professoren überzeugte Mendel, in das Augustinerkloster Sankt Thomas im mährischen Brünn (heute Tschechische Republik) einzutreten, um dort seine Studien fortzusetzen. Ein perfektes Zusammentreffen.

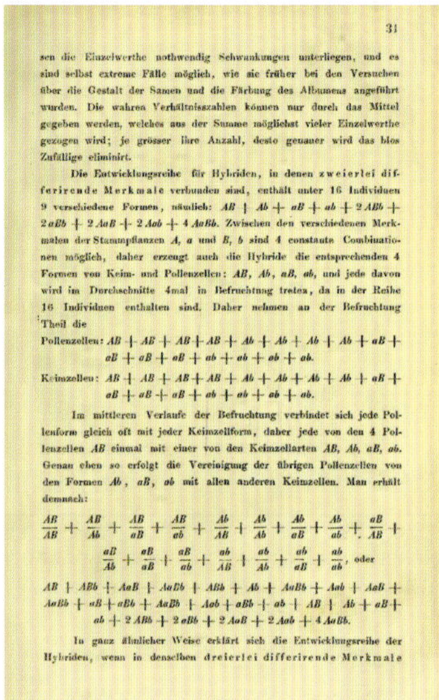

31

sen die Einzelwerthe nothwendig Schwankungen unterliegen, und es sind selbst extreme Fälle möglich, wie sie früher bei den Versuchen über die Gestalt der Samen und die Färbung des Albumens angeführt wurden. Die wahren Verhältnisszahlen können nur durch das Mittel gegeben werden, welches aus der Summe möglichst vieler Einzelwerthe gezogen wird; je grösser ihre Anzahl, desto genauer wird das blos Zufällige eliminirt.

Die Entwicklungsreihe für Hybriden, in denen zweierlei differirende Merkmale verbunden sind, enthält unter 16 Individuen 9 verschiedene Formen, nämlich: $AB + Ab + aB + ab + 2ABb + 2aBb + 2AaB + 2Aab + 4AaBb$. Zwischen den verschiedenen Merkmalen der Stammpflanzen A, a und B, b sind 4 constante Combinationen möglich, daher erzeugt auch die Hybride die entsprechenden 4 Formen von Keim- und Pollenzellen: AB, Ab, aB, ab, und jede davon wird im Durchschnitte 4mal in Befruchtung treten, da in der Reihe 16 Individuen enthalten sind. Daher nehmen an der Befruchtung Theil die

Pollenzellen: $AB + AB + AB + AB + Ab + Ab + Ab + Ab + aB + aB + aB + aB + ab + ab + ab + ab$.

Keimzellen: $AB + AB + AB + AB + Ab + Ab + Ab + Ab + aB + aB + aB + aB + ab + ab + ab + ab$.

Im mittleren Verlaufe der Befruchtung verbindet sich jede Pollenform gleich oft mit jeder Keimzellform, daher jede von den 4 Pollenzellen AB einmal mit einer von den Keimzellarten AB, Ab, aB, ab. Genau eben so erfolgt die Vereinigung der übrigen Pollenzellen von den Formen Ab, aB, ab mit allen anderen Keimzellen. Man erhält demnach:

$$\frac{AB}{AB} + \frac{AB}{Ab} + \frac{AB}{aB} + \frac{AB}{ab} + \frac{Ab}{AB} + \frac{Ab}{Ab} + \frac{Ab}{aB} + \frac{Ab}{ab} + \frac{aB}{AB} + \frac{aB}{Ab} + \frac{aB}{aB} + \frac{aB}{ab} + \frac{ab}{AB} + \frac{ab}{Ab} + \frac{ab}{aB} + \frac{ab}{ab}, \text{ oder}$$

$$AB + ABb + AaB + AaBb + ABb + Ab + AaBb + Aab + AaB + AaBb + aB + aBb + AaBb + Aab + aBb + ab = AB + Ab + aB + ab + 2ABb + 2aBb + 2AaB + 2Aab + 4AaBb.$$

In ganz ähnlicher Weise erklärt sich die Entwicklungsreihe der Hybriden, wenn in denselben dreierlei differirende Merkmale

PIONIER DER GENETIK
Der katholische Mönch Gregor Mendel war der Erste, der die grundlegenden Regeln der Vererbung erforschte.

BAHNBRECHENDE ARBEIT
1866 veröffentlichte Mendel seine Erkenntnisse zur Vererbung in einem damals wenig beachteten Zeitschriftenartikel (l.). Erst ab dem Jahr 1900 erkannte man die wahre Bedeutung seiner Arbeit.

23

WUSSTEN SIE ...

Gene sind zerbrechlich. Sie können durch zahlreiche Einflüsse geschädigt werden, etwa durch Sonnenlicht.

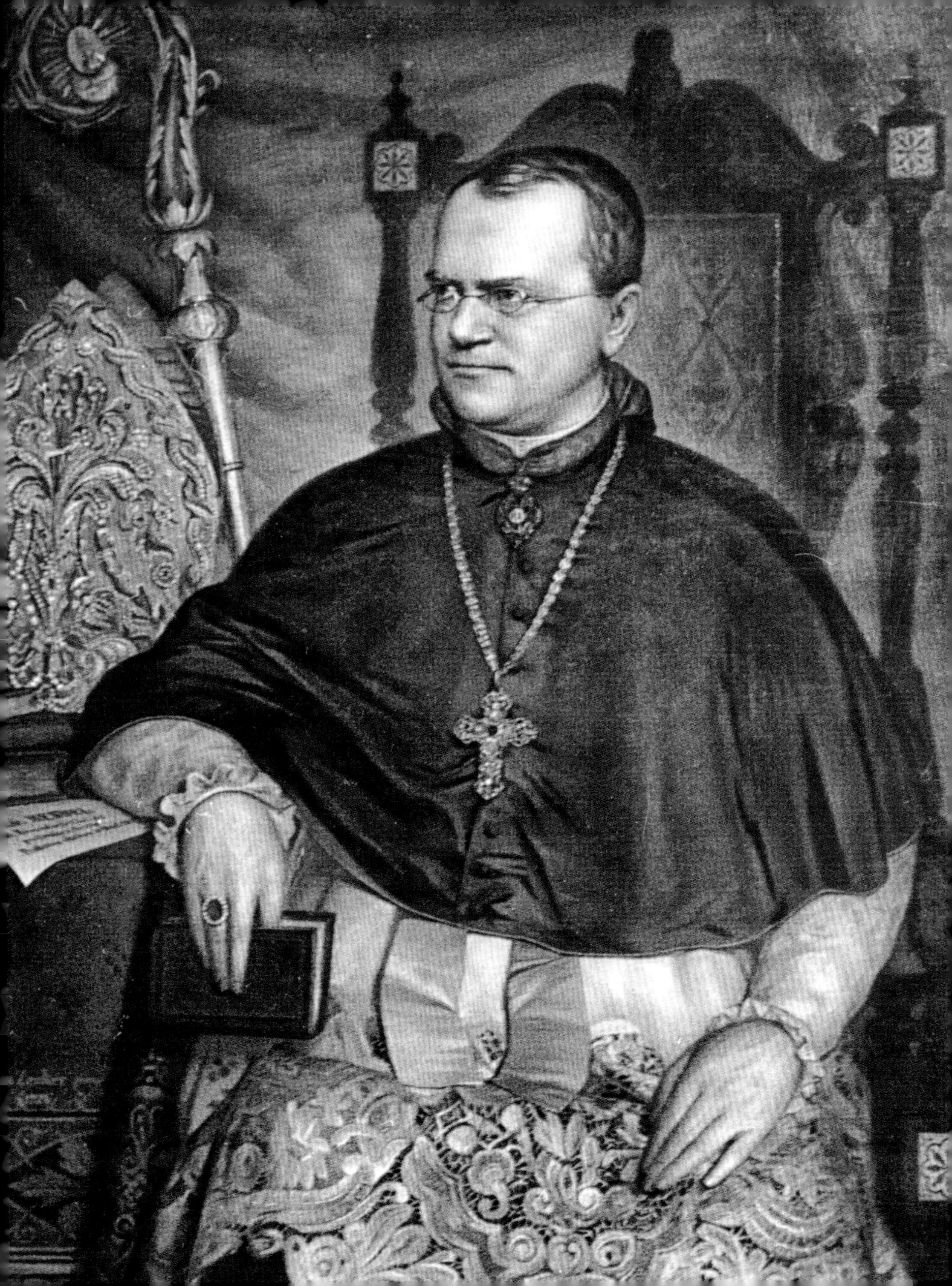

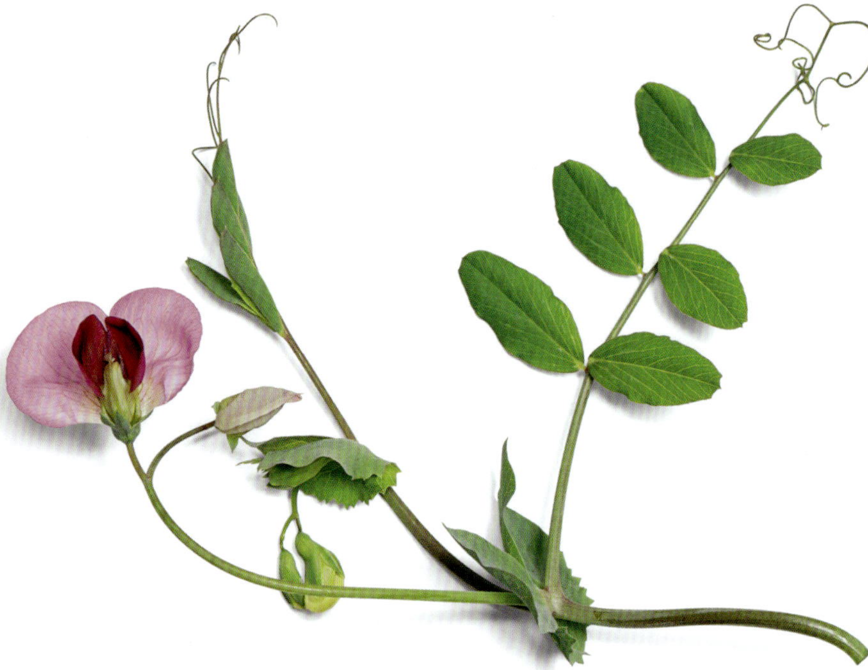

VIOLETTE ERBSENBLÜTEN
Mendel schlussfolgerte, dass jede Erbsenpflanze winzig kleine Erbeinheiten enthielt, die er „Faktoren“ nannte.

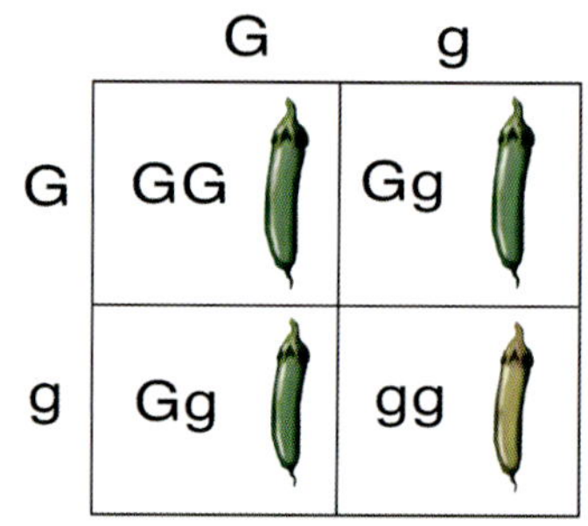

PUNNETT-QUADRAT
Dieses Punnett-Quadrat ist eine bildliche Darstellung der Mendel'schen Vererbung. Wissenschaftler verwenden solche Diagramme zur Berechnung der Wahrscheinlichkeit, mit der ein bestimmter Genotyp in der Nachkommenschaft auftritt. Das große G in diesem Beispiel bezeichnet das dominante Gen für grüne Erbsenschoten, das kleine g kennzeichnet das rezessive Gen für gelbe.

Das Kloster genoss in der wissenschaftlichen Lehre einen ausgezeichneten Ruf. Sein Abt Franz Cyrill Napp zeigte ein ausgeprägtes Interesse daran, wie sich Vererbung bei Nutztieren und -pflanzen auswirkt. Um 1854 bestärkte Napp Mendel darin, Vererbungsexperimente an Pflanzen durchzuführen.

Zweifel an Darwins Theorien

Bis zu diesem Zeitpunkt hatten Wissenschaftler und Philosophen sich nur oberflächlich damit beschäftigt, das Prinzip der Vererbung zu verstehen. Der Naturforscher Charles Darwin, dessen Evolutionstheorien die Welt erschütterten, entwickelte die sogenannte Pangenesis-Theorie, um die Vorgänge bei der Vererbung zu beschreiben. Er postulierte - fälschlicherweise, wie sich später herausstellte -, dass alle Zellen eines Organismus winzige Teilchen, sogenannte „Keimchen“, bildeten. Diese würden an die Nachkommen vererbt.

Mendel hegte Zweifel an Darwins Theorie. Als Studienobjekt im zwei Hektar großen Klostergarten wählte er die Erbsenpflanzen, da diese leicht identifizierbare Merkmale aufweisen und einfach zu kultivieren sind. Sie können entweder groß- oder kleinwüchsig sein und bringen keine Zwischenstufen hervor.

In ihren entweder weißen oder violetten Blüten besitzen Erbsenpflanzen sowohl weibliche als auch männliche Geschlechtsorgane. Mit diesem Wissen bewaffnet, bestäubte Mendel eine weißblütige Pflanze mit dem Pollen einer violett blühenden Pflanze. Sobald die Samen reif waren, säte Mendel sie aus. Das Ergebnis

24

WUSSTEN SIE …

Forscher haben ein Gen entdeckt, das unsere Begeisterung für nervenkitzelnde Aktivitäten beeinflusst.

war überraschend. Während die erste Generation ausschließlich violette Blüten trug, wiesen einige Pflanzen der zweiten Generation auch weiße Blüten auf. Mendel grübelte. Jede Pflanze, so lautete seine Schlussfolgerung, enthielt winzig kleine Erbeinheiten aus vorangegangenen Generationen. Diese Einheiten nannte er „Faktoren".

Der Vater der Genetik

Mendel stellte sich vor, dass jede der Ausgangspflanzen Paare identischer Faktoren in sich trug, die später weiße beziehungsweise violette Blüten produzieren würden. Laut seiner Theorie erbten die violett blühenden Pflanzen der ersten Tochtergeneration einen Violett-Faktor vom einen Elternteil und einen Weiß-Faktor vom anderen. Der Violett-Faktor, so seine Mutmaßung, sei gegenüber dem Weiß-Faktor „dominant". Nur einer dieser Faktoren sei nötig, um eine violette Blütenfarbe hervorzurufen. In der zweiten Generation trugen einige Pflanzen weiße Blüten, da sie ausschließlich Weiß-Faktoren geerbt hatten. Mendel bezeichnete diese als „rezessiv", da sie in der ersten Generation nicht mehr aufgetreten waren.

Der Augustinermönch Gregor Mendel war der Erste, der das Konzept der Vererbung der Öffentlichkeit bekannt machte. Seine Zeitgenossen allerdings schenkten diesem nur wenig Beachtung, und so verschwanden seine Entdeckungen in obskuren wissenschaftlichen Zeitschriften. Als der passionierte Wissenschaftler im Jahr 1884 starb, war Mendel in der Wissenschaftsgeschichte lediglich eine Fußnote.

Mit Beginn des 20. Jahrhunderts warfen Forscher jedoch einen zweiten Blick auf seine Arbeit. Sie nannten seine „Faktoren" Gene und würdigten ihn als den „Vater der Genetik".

DOMINANT-REZESSIV

Zur Ausprägung eines dominanten Gens muss dieses nur auf einem Chromosom eines Chromosomenpaars vorliegen. Zur Ausprägung eines rezessiven Gens muss dieses auf beiden Chromosomen eines Chromosomenpaars vorliegen.

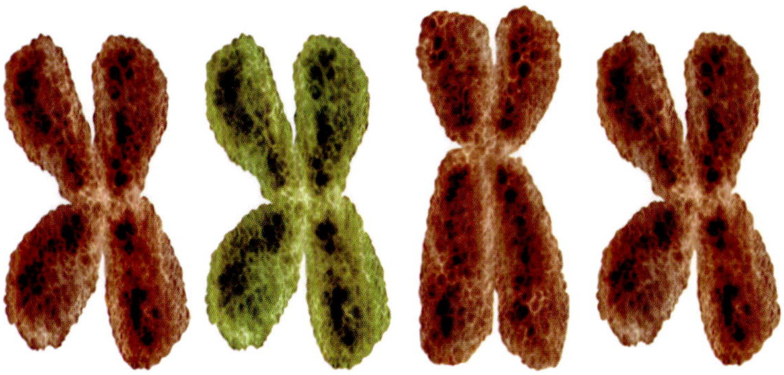

DIE CHROMOSOMEN-THEORIE

Gegen Ende des 19. Jahrhunderts begannen Wissenschaftler, leistungsfähigere Mikroskope zu verwenden, um sich die Architektur von menschlichen und tierischen Zellen genauer anzuschauen. Auch die Studien Gregor Mendels, der ein halbes Jahrhundert zuvor Erbsenpflanzen im Garten eines Klosters gezüchtet hatte, beschäftigten einige Forscher Anfang des 20. Jahrhunderts. Mendels Hypothese, dass Erbsenpflanzen bestimmte „Faktoren" enthielten, die als Speicherort für die Erbinformation dienten, bot ihnen ein konkreteres Bild der Vererbung als frühere Spekulationen.

Ein neuer Blick auf Mendel

Zu den Wissenschaftlern, die Mendels Arbeiten noch einmal gründlich studierten, zählte Walter Sutton (1877–1916) von der Columbia University. Der im Hinterland von New York geborene Sutton war auf einer Farm in Kansas aufgewachsen und interessierte sich für die Chromosomen von Heuschrecken.

Während des Experimentierens bemerkte Sutton, dass Heuschreckenchromosomen zahlreiche Gemeinsamkeiten mit Mendels Erbsen aufwiesen. In den meisten Fällen lagen die Chromosomen nämlich doppelt vor, ganz ähnlich wie die von Mendel beschriebenen paarigen Faktoren. Die Geschlechtszellen der männlichen Grashüpfer enthielten allerdings kein Chromosomenpaar, sondern nur ein einziges X-Chromosom. Laut Mendel besaßen die Keimzellen der Erbsenpflanzen ebenfalls nur eine einzige Kopie eines Faktors. Sutton war sich sicher, dass Mendels Faktoren, die mittlerweile „Gene" genannt wurden, auf den Chromosomen liegen mussten. Was die Angelegenheit noch aufregender machte, war die Tatsache, dass paarige Chromosomen die gleichen Gene an jeweils identischen Positionen trugen.

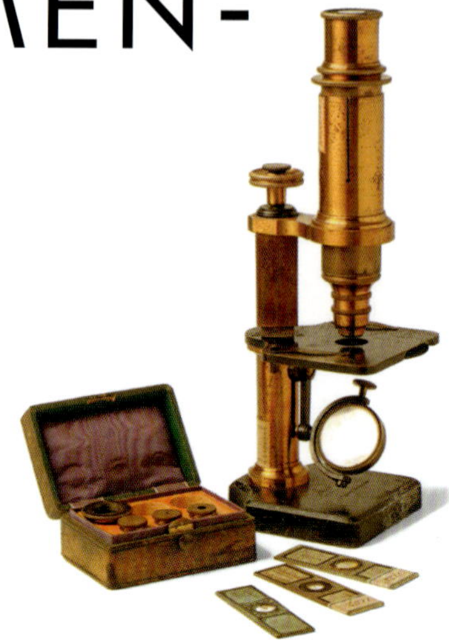

TECHNIK
Leistungsfähige Mikroskope erlaubten den Forschern Ende des 19. Jahrhunderts, in das Innenleben von Zellen zu blicken – und die Regeln der Vererbung besser zu verstehen.

TEILUNG
Diese Abbildung aus dem Jahr 1920 (r.) zeigt die Phasen der Zellteilung in einem Borstenwurm, bei der vier Gameten (Ei- bzw. Samenzellen) entstehen.

25

WUSSTEN SIE ...

Die menschliche DNA kann pro Sekunde 50 Nukleotide replizieren.

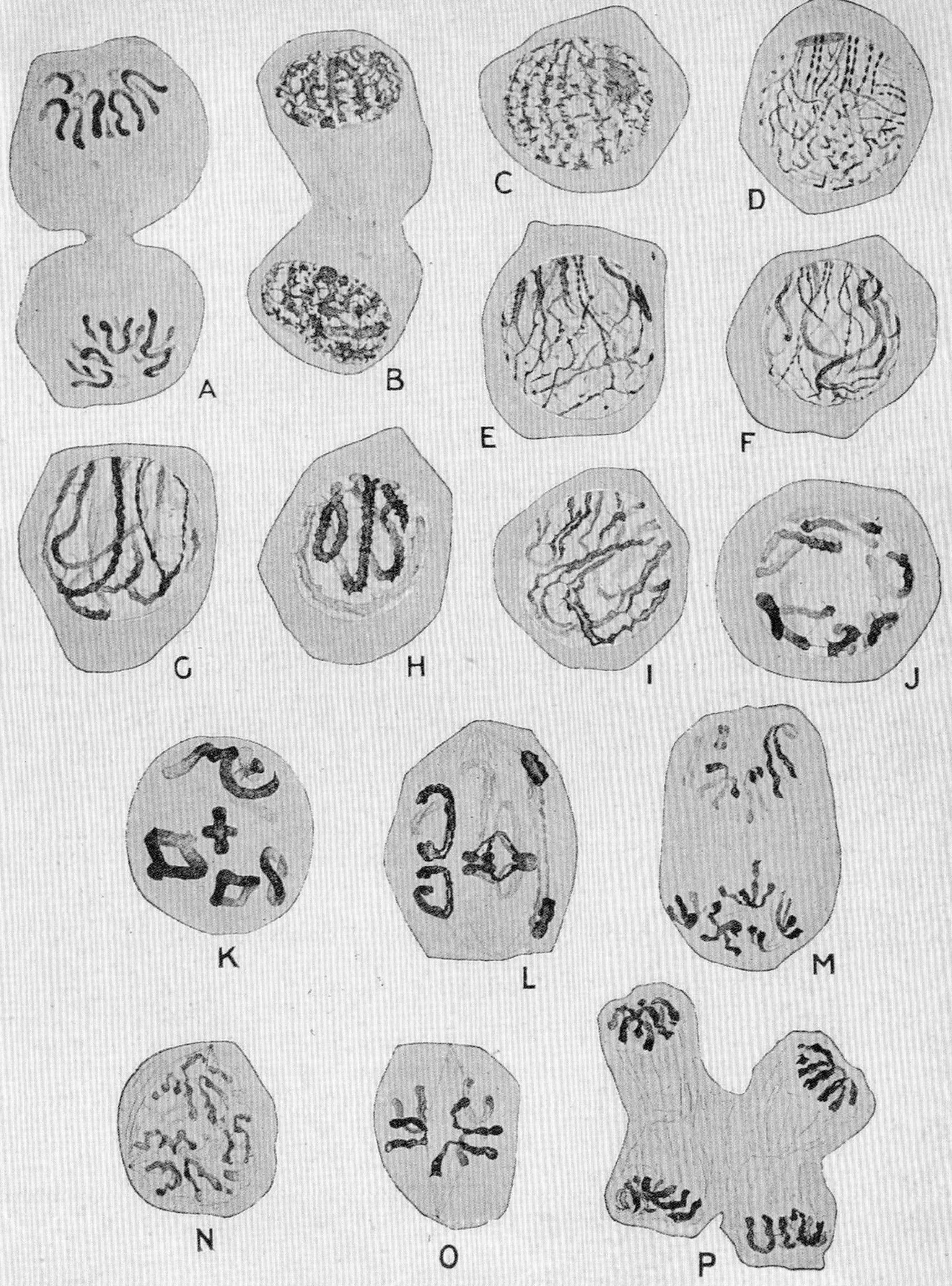
A
B
C
D
E
F
G
H
I
J
K
L
M
N
O
P

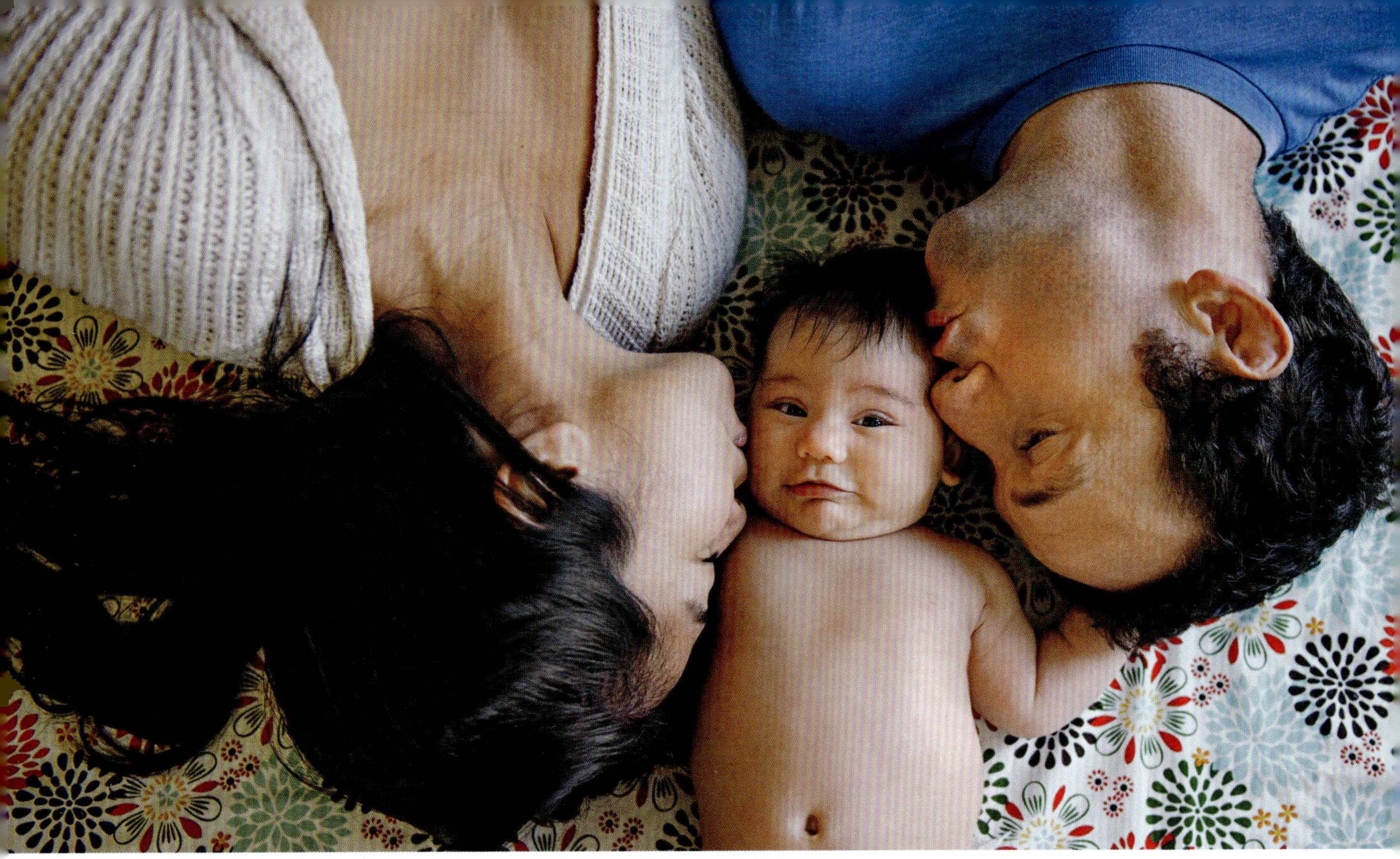

Zur selben Zeit forschte der Zoologe Theodor Boveri (1862–1915) in München und Würzburg an Fadenwürmern und kam unabhängig von Sutton zu demselben Schluss. Beide Forscher waren der Meinung, dass jedes Elternteil seine Chromosomen und letztlich auch seine Gene an die Kinder weitergibt. Es schien, als würde Mendels Stimme aus dem Grab sprechen. Die von Boveri und Sutton begründete Chromosomentheorie der Vererbung revolutionierte die Wissenschaft. Die Vorstellung, dass sich die Erbinformation eines Individuums in einer speziellen biologischen Einheit befand, war auf einmal real, greifbar und überwältigend. Gene lagen auf Chromosomen, die man manchmal sogar unter dem Mikroskop betrachten konnte.

Die darauffolgenden wissenschaftlichen Durchbrüche entfachten ein erneutes Interesse an der Genetik und bewirkten einen Wandel in Biologie und Gesellschaft. In der klassischen oder Mendel'schen Genetik begannen Wissenschaftler genauer zu untersuchen, wie Merkmale von Generation zu Generation weitergegeben werden. Auch Zellen und Chromosomen studierten die Forscher fortan eingehender.

Die Mendel'sche Genetik liefert bis heute das Fundament für zahlreiche Teildisziplinen, etwa die Erforschung von Erbkrankheiten wie dem Down-Syndrom. Sie bildet den Rahmen für die Molekulargenetik, die sich mit den physikalischen und biochemischen Prozessen im Inneren einer Zelle beschäftigt.

EINE FRAGE DER GENE
Das genetische Material eines Kindes erscheint wie ein zufälliges Mosaik der väterlichen und mütterlichen Erbanlagen. Daneben folgt die Ausprägung von Eigenschaften wie etwa der Haarfarbe auch Regeln.

Glossar der Genetik

Die Genetik mag vielen unzugänglich erscheinen. Um die Wissenschaft verständlicher zu machen, sind hier die Definitionen einiger der gebräuchlichsten Begriffe aufgeführt.

Allel: Eine von mehreren Arten eines Gens an einer bestimmten Stelle auf einem Chromosom.

Aminosäuren: Moleküle, die aneinandergereiht die Bestandteile von Proteinen bilden.

Autosom: Jedes Chromosom, das kein Geschlechtschromosom ist.

DNA: Englische Abkürzung für Desoxyribonukleinsäure, das lange Molekül, das den genetischen Code enthält.

Genfluss: Die Weitergabe von Genen einer Population an eine andere.

Genpool: Alle Gene aller Individuen einer sich fortpflanzenden Gruppe an Lebewesen.

Gene: Erbeinheiten, die an bestimmten Stellen (Loci) auf einem Chromosom zu finden sind.

Genom: Die gesamten Gene eines Organismus.

Genotyp: Die genetische Zusammensetzung eines bestimmten Individuums.

heterozygot: Der Besitz von zwei verschiedenen Allelen für ein bestimmtes Merkmal.

homologe Chromosomen: Ein Paar gleichartiger, aber nicht völlig identischer Chromosomen.

homozygot: Der Besitz von zwei identischen Allelen für ein bestimmtes Merkmal.

Humangenomprojekt: Ein internationales Forschungsprojekt, um die gesamten Gene des Menschen zu identifizieren und ihre Lage auf den Chromosomen zu kartieren.

Hybride: Nachkommen zweier genetisch verschiedener Eltern.

Mutation: Die Veränderung eines Gens, die zur Entstehung eines Allels, einer neuen Variante führt.

Phänotyp: Alle erkennbaren Eigenschaften eines individuellen Organismus, die aus der Wechselwirkung seines Genotyps mit der Umwelt resultieren.

Protein: Ein Molekül, das aus Ketten von Aminosäuren aufgebaut ist und sich räumlich faltet.

reinerbige Nachkommen: Nachkommen aus der Kreuzung bzw. Paarung genetisch gleicher Eltern.

rezessives Allel: Ein Gen, das von der Anwesenheit eines dominanten Gens überlagert wird.

Regulatorgen: Ein Gen, das die Funktion anderer Gene steuert.

Erbeinheit: Gregor Mendels Idee, dass vererbbare Einheiten (heute „Gene" genannt) von einer Generation zur nächsten weitergegeben werden.

X-Chromosom: Eines der Geschlechtschromosomen, die neben den 22 Paaren von Autosomen in einer menschlichen Zelle vorkommen. Frauen haben zwei X-Chromosomen, Männer eines. Auf dem X-Chromosom liegen über 1000 Gene.

Y-Chromosom: Eines der Geschlechtschromosomen, die neben den 22 Autosomen-Paaren in einer Zelle vorkommen. Es bestimmt das Geschlecht eines Kindes.

26

WUSSTEN SIE ...

Neurofibromatose ist eine genetische Störung, bei der die Haut eines Menschen verdickt.

DIE GEHEIMNISSE DER DOPPELHELIX

An jenem Samstagmorgen im Februar des Jahres 1953 kam James D. Watson sehr viel früher als sein Kollege Francis Crick zur Arbeit. Die beiden Wissenschaftler am Cavendish Laboratory der Cambridge University befanden sich auf einer biologischen Schatzsuche und waren ganz nah dran, die Struktur eines damals nur wenig bekannten Moleküls namens Desoxyribonukleinsäure zu entschlüsseln.

Ein genialer Durchbruch

Manche Moleküle sind bedeutender als andere, doch die vor Jahrzehnten entdeckte DNA könnte alle anderen in den Schatten stellen, glaubten Crick und Watson. Beide Forscher waren davon überzeugt, dass in der DNA die genetischen Anweisungen gespeichert waren, die von einer Generation zur nächsten weitergegeben werden. Wenn sie den Bauplan dieses Moleküls entschlüsseln könnten, würde dies ein Fenster zu den Geheimnissen des Lebens öffnen.

Watson und Crick wussten bereits, dass sich die DNA aus einzelnen Bausteinen, den Nukleotiden, zusammensetzt und jedes Nukleotid eine von vier verschiedenen Basen enthalten konnte: Adenin (A), Guanin (G), Thymin (T) und Cytosin (C). Nun wollten sie herausfinden, wie diese Bausteine ineinanderpassten. An jenem Samstagmorgen begann Watson, Pappschnipsel, die die Nukleotide symbolisierten, zu einem

VORDENKER
James Watson (l.) und Francis Crick präsentieren 1953 ihr Modell, das einen Teil des DNA-Moleküls darstellt.

27

WUSSTEN SIE …

Das Down-Syndrom ist die häufigste Chromosomenanomalie. Sie betrifft eines von 180 Babys.

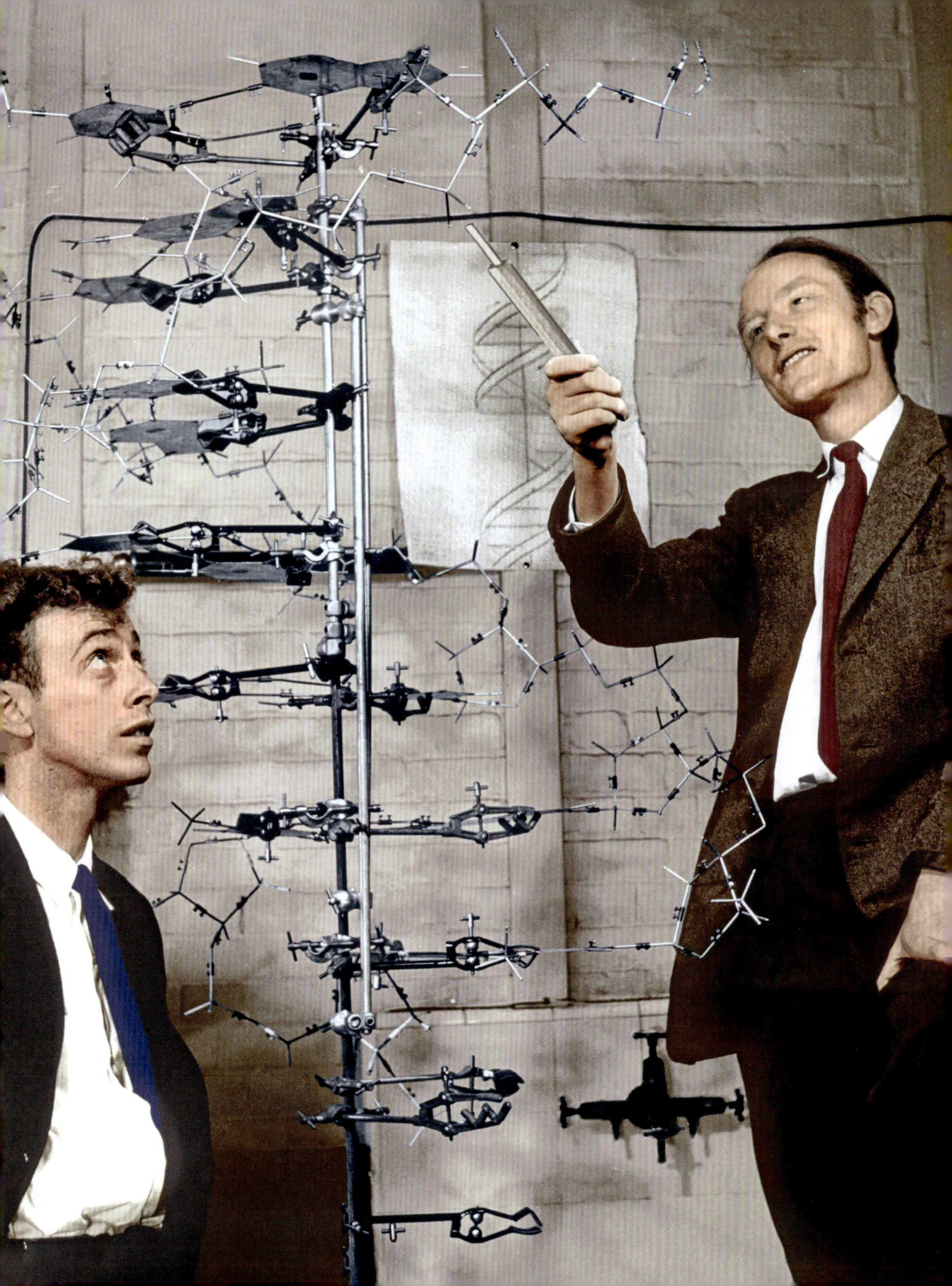

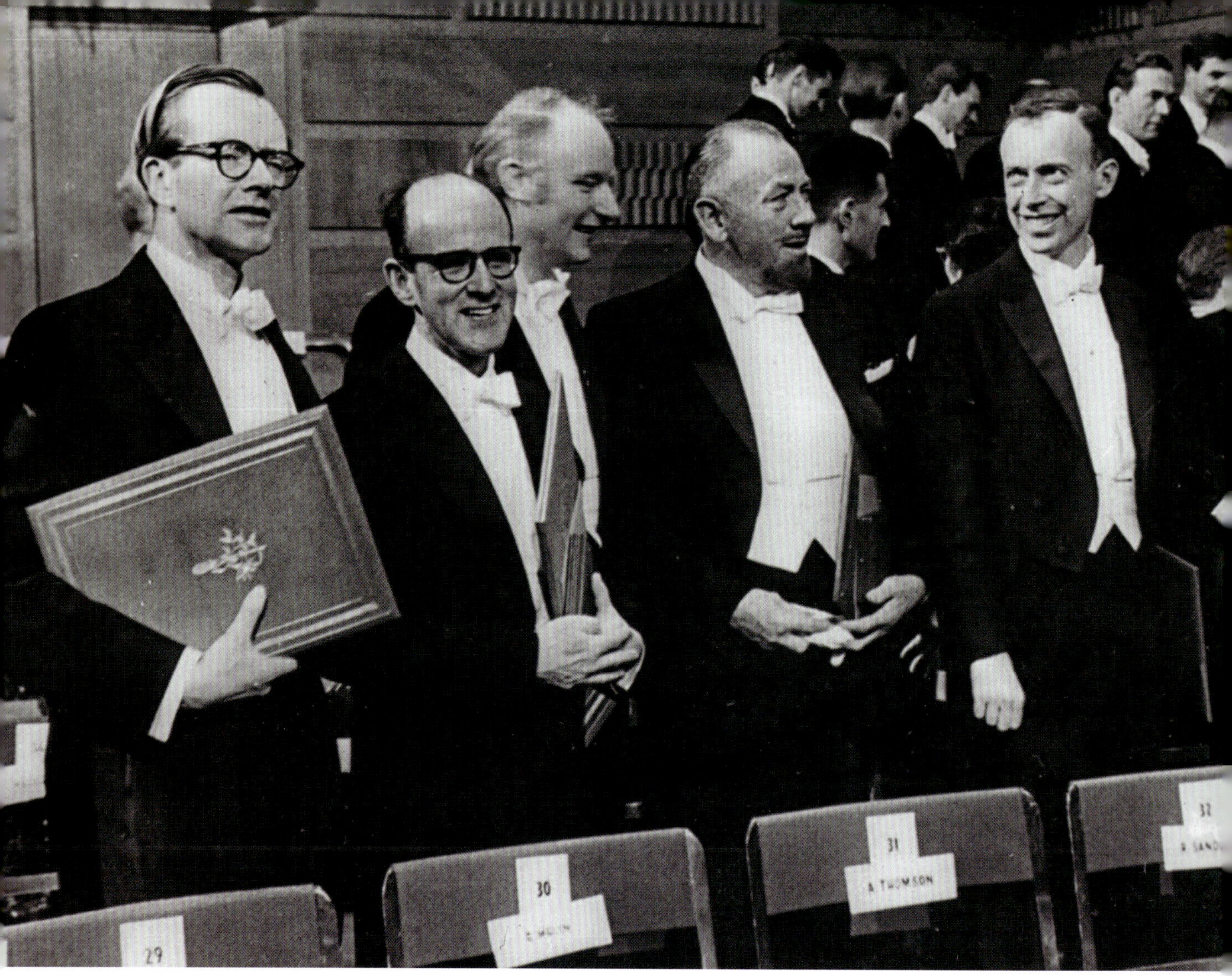

28

WUSSTEN SIE …

Eine Katze namens Venus hat zwei verschiedenfarbige Gesichtshälften. Manche vermuten, dass sie auf jeder Körperseite einen unterschiedlichen Gensatz hat.

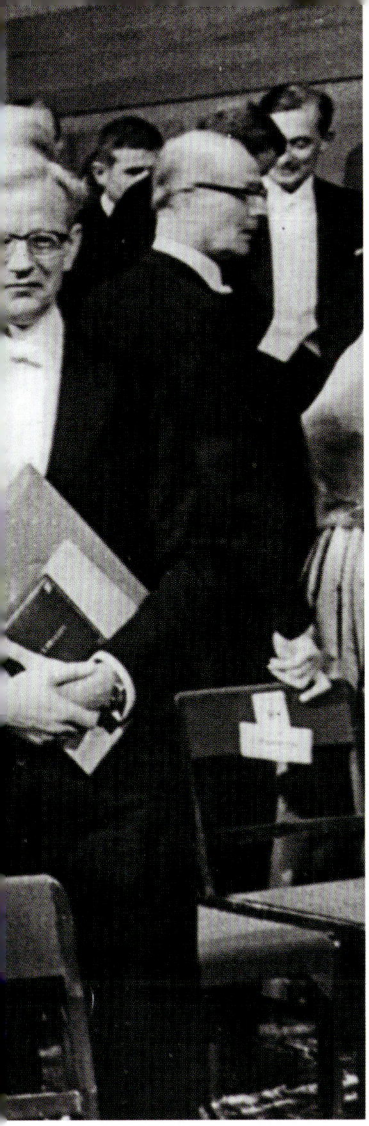

dreidimensionalen Puzzle zusammenzusetzen. Irgendwann hatte er einen Geistesblitz, der uns auch heute noch in Erstaunen versetzt: Er kam zu dem Schluss, dass das DNA-Molekül aus zwei Ketten bestand, die durch Basenpaarungen miteinander verknüpft sind.

Im Labor angekommen, hörte Crick sich Watsons Theorie an und stimmte seiner Idee der gepaarten Basen zu. Ihre Schlussfolgerung, dass das DNA-Molekül eine schlichte, spiralig gewundene Leiter darstellte, sollte den beiden Wissenschaftlern zusammen mit Maurice Wilkins 1962 den Nobelpreis bescheren. Wilkins Mitarbeiterin, Rosalind Franklin, welche die Daten geliefert hatte, wurde jedoch nicht berücksichtigt.

Die DNA sagt jeder Zelle, was zu tun ist

Lebewesen sind komplex. Jedes Niesen, jeder Gedanke und jedes Augenzwinkern wird von Billionen von Zellen gesteuert. Einige ermöglichen das Hören, andere bekämpfen Infektionen. Manche transportieren Sauerstoff, während andere Hormone ausschütten. Doch woher weiß die Zelle, was zu tun ist?

Bis Crick und Watson sich dieser Frage annahmen, hatte niemand eine verlässliche Antwort. Wie ein Vorarbeiter auf der Baustelle gibt die DNA den Zellen Anweisungen, wie diese ihren Job zu erledigen haben. Die Seitenteile der DNA-Leiter – der Doppelhelix – bestehen aus Zuckern und anderen Atomen. Sie werden durch die DNA-Basen zusammengehalten. Die Milliarden von Kombinationsmöglichkeiten in der Reihenfolge der Basen auf einem DNA-Strang bilden den genetischen Code. Er erteilt der Zelle den Auftrag, ein Protein herzustellen, das die Tätigkeiten der Zelle steuert. Die DNA ist auf elegante Weise schlicht und komplex.

50 Jahre nachdem Crick und Watson die molekulare Struktur der DNA entschlüsselt hatten, schlossen Wissenschaftler die Kartierung des menschlichen Genoms erfolgreich ab. Das Humangenomprojekt war *Big Science* vom Feinsten. Die Menge an Informationen, die Wissenschaftler seither aus den 23 Chromosomenpaaren des Menschen extrahiert haben, geht weit über das hinaus, was selbst Watson sich vorstellen konnte, als er in seinem Labor in Cambridge Puzzleteilchen hin und her schob.

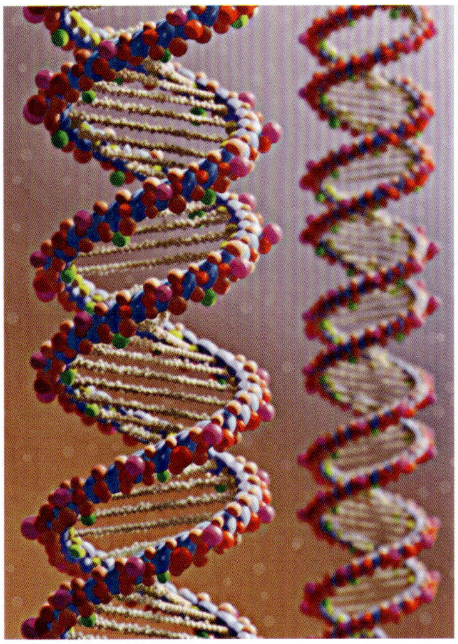

LÄCHELN OHNE FRAU
Francis Crick (3. v. l.), James Watson (2. v. r., dazwischen Autor Steinbeck) und Maurice Wilkins (r.) erhalten 1962 den Nobelpreis für die Erforschung der DNA-Struktur. Ihre Kollegin Rosalind Franklin, die dafür wesentliche Erkenntnisse geliefert hatte, ging leer aus.

SPIRALE DES LEBENS
Die spiralige DNA-Doppelhelix (rechts in einem Computermodell) ist schlicht und komplex. Jeder Strang besteht aus einem Zucker-Phosphat-Rückgrat, das über Nukleinbasen verpaart ist.

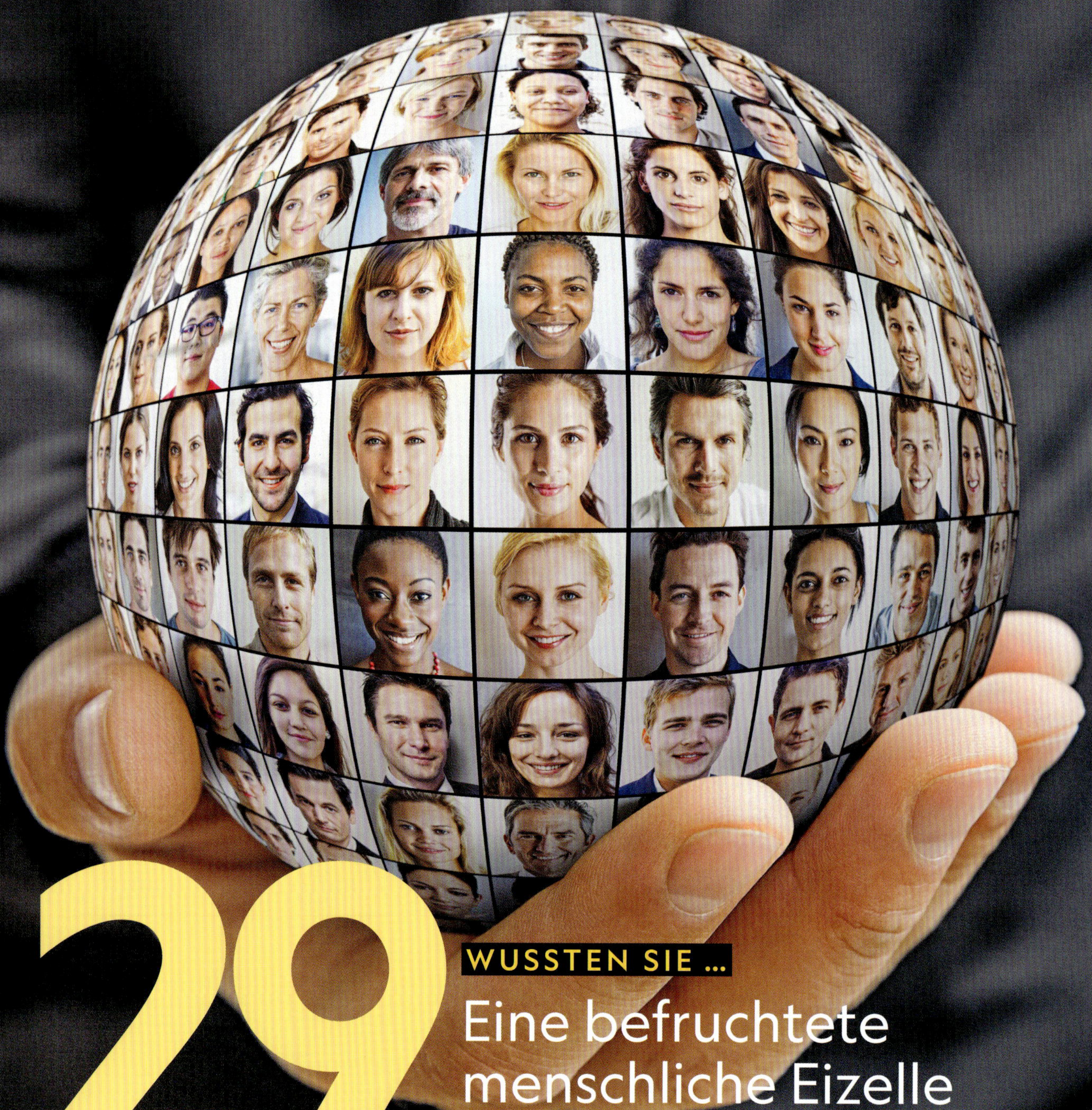

29

WUSSTEN SIE …

Eine befruchtete menschliche Eizelle teilt sich kontinuierlich und bildet Billionen Zellen mit identischer Genausstattung.

KAPITEL ZWEI

WER BIN ICH WIRKLICH?

Seit der Kartierung des menschlichen Genoms verwenden wir eine Form von genetischer Kurzschrift, um zu verstehen, wer wir sind. Wir sprechen häufig von speziellen „Fettgenen", „Untreuegenen" oder „Glücksgenen", als ob jedes von ihnen ein selbstständiger Unternehmer auf einer Baustelle wäre. Doch so funktioniert Genetik nicht. Die Biologie ist viel zu kompliziert, als dass sich die Ausprägung eines Merkmals nur auf ein bestimmtes Gen zurückführen ließe.

Erbsen sind nicht etwa grün, weil sie ein „Grün-Gen" besitzen. Vielmehr beeinflussen Gene den Stoffwechsel von Chlorophyll, das den grünen Farbton hervorruft. Sie müssen nicht jedes Detail verstehen, das Ihnen in der Genetik begegnet. Aber es ist hilfreich, die grundlegenden Mechanismen zu kennen, mit deren Hilfe die Gene darüber bestimmen, wer Sie sind, woher Sie kommen und wohin Ihr Weg führt. Angesichts der Fülle an genetischen Tests, auf die wir heute zugreifen können, müssen wir uns darüber klar werden, was wir mit den verfügbaren Informationen anfangen wollen.

Experiment

Familienforschung

Merkmale sind erkennbare Eigenschaften. Da wir einen Großteil unseres genetischen Materials mit unseren Familienangehörigen gemeinsam haben, können Sie feststellen, welche Merkmale jedes Mitglied Ihrer Verwandtschaft aufweist und welche sich von Person zu Person unterscheiden.

Was zu tun ist

Schritt 1

Kopieren Sie diesen Fragebogen mehrmals oder entwerfen Sie einen eigenen.

1. Ich kann meine Zunge einrollen. ☐ Ja ☐ Nein
2. Ich habe Grübchen. ☐ Ja ☐ Nein
3. Ich habe Sommersprossen. ☐ Ja ☐ Nein
4. Ich habe glattes Haar. ☐ Ja ☐ Nein
5. Ich habe lockiges Haar. ☐ Ja ☐ Nein
6. Ich bekomme Geheimratsecken. ☐ Ja ☐ Nein
7. Ich bin nicht farbenblind. ☐ Ja ☐ Nein
8. Ich habe Übergewicht. ☐ Ja ☐ Nein
9. Ich bin normalgewichtig. ☐ Ja ☐ Nein
10. Ich habe Untergewicht. ☐ Ja ☐ Nein
11. Ich bin Rechtshänder/-in. ☐ Ja ☐ Nein
12. Ich bin Linkshänder/-in. ☐ Ja ☐ Nein
13. Meine Augen sind: ☐ blau ☐ braun ☐ andersfarbig
14. Meine Haare sind: ☐ blond ☐ braun ☐ schwarz

Schritt 2

Wenn Sie den Fragebogen vorbereitet haben, teilen Sie Kopien an Ihre Familienmitglieder (Eltern, Großeltern, Geschwister, Onkel, Tanten, Cousins, Cousinen) aus. Bitten Sie sie, den Fragebogen auszufüllen – je mehr Personen sich beteiligen, desto besser.

Schritt 3

Wenn Sie alle Fragebögen zurückerhalten haben, zählen Sie bei jedem Merkmal die Anzahl an Personen aus, die „Ja" bzw. „Nein" angekreuzt haben.

Schritt 4

Stellen Sie die für jedes Merkmal gesammelten Daten wie im vorliegenden Beispiel grafisch dar.

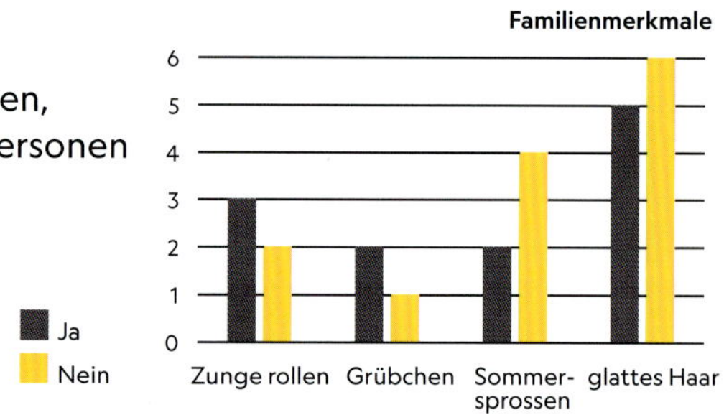

Blättern Sie jetzt die Seite um.

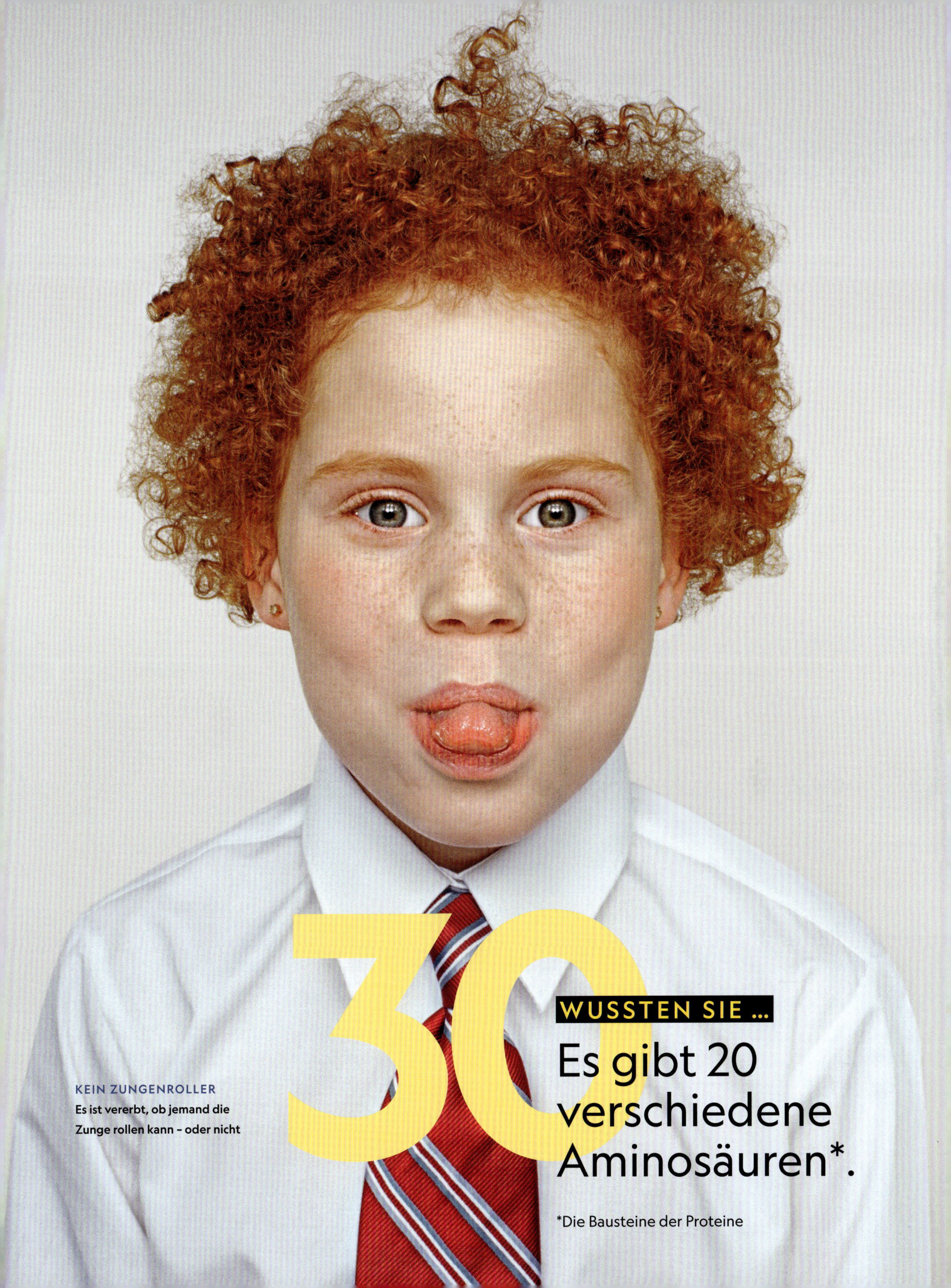

30

WUSSTEN SIE …

Es gibt 20 verschiedene Aminosäuren*.

*Die Bausteine der Proteine

KEIN ZUNGENROLLER

Es ist vererbt, ob jemand die Zunge rollen kann – oder nicht

Was ist passiert

Mithilfe dieser Bestandsaufnahme Ihrer Familienmerkmale können Sie erkennen, welche Merkmale dominant sind und welche nicht. Schauen Sie sich die Ergebnisse Ihrer Befragung an. Welche Schlussfolgerungen können Sie ziehen? Wenn Sie mehr ins Detail gehen wollen, vergleichen Sie sich mit den anderen. Mit welchen Familienmitgliedern haben Sie die meisten Merkmale gemeinsam? Wie sind diese mit Ihnen verwandt? Was sagt Ihnen das?

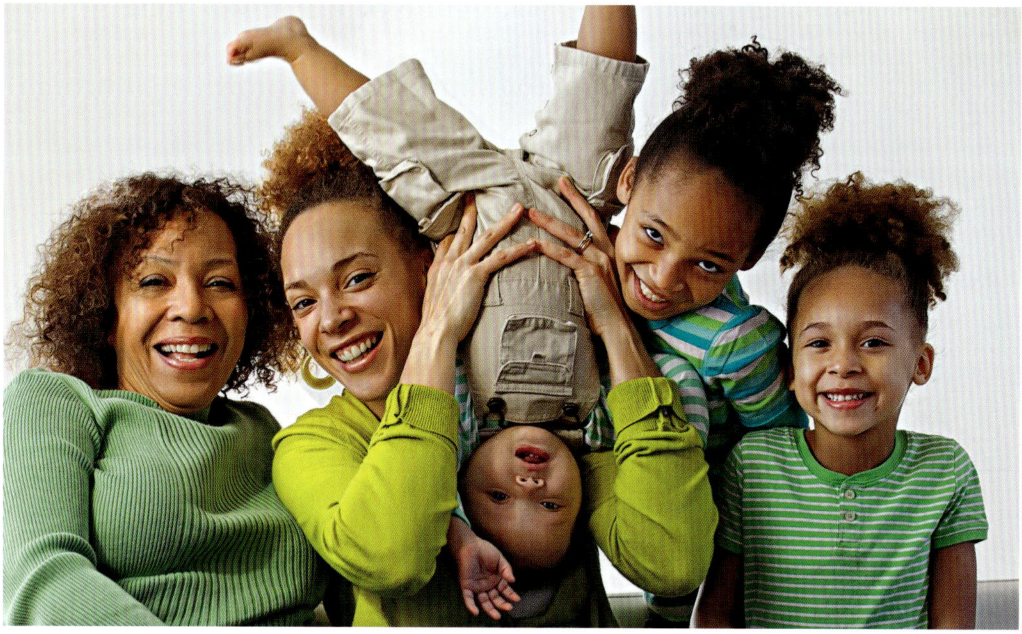

FAMILIENSACHE
Jede Generation erbt Merkmale von der vorherigen Generation. Bestimmte Merkmale wie Sommersprossen oder Grübchen können auch eine Generation überspringen.

WUSSTEN SIE …

31

Viele Wissenschaftler sind der Ansicht, **soziales Verhalten sei genetisch bedingt** und resultiere aus dem Zusammenspiel verschiedener Gene.

32

Australische Forscher haben entdeckt, dass die **Geschlechtsidentität bei Frauen** eine genetische Komponente besitzt.

33

Proteine unterscheiden sich, weil sie aus unterschiedlichen **Aminosäuren zusammengesetzt sind**.

34

Das Bakterium **E. coli** kann pro Sekunde **1000 Nukleotide replizieren**.

35

Eine **Maus benutzt mehr väterliche** als mütterliche **DNA**.

36

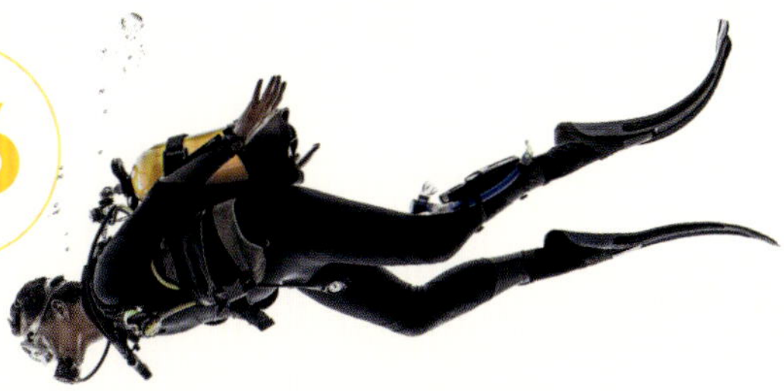

Weil sie sich häufig in **extremen Umgebungen aufhalten**, kann sich bei Bergsteigern und Tauchern die Genaktivität verändern.

37

Menschen haben **21 Prozent** ihrer Gene mit **Fadenwürmern** gemeinsam.

38

Wissenschaftler werden nie einen Dinosaurier klonen, da DNA eine Halbwertszeit von 521 Jahren besitzt.

39

Jeder von uns besitzt **22 Autosomen**.

40

Menschliche Chromosomen sind nach ihrer Größe durchnummeriert. **Chromosom 1 ist das größte und enthält acht Prozent der gesamten DNA.** Es war das letzte Chromosom, das im Rahmen des Humangenomprojekts sequenziert wurde.

LERNEN SIE SICH KENNEN

Es ist kein Geheimnis, dass wir unsere Gene von unseren Eltern bekommen. Unsere Eltern wiederum erhielten ihre Gene von ihren Eltern, die sie von ihren Eltern erhielten usw. Auf diese Weise formte sich aus einer Generation die nächste. Und während sich unsere entfernten und nahen Verwandten weiterentwickelten, evolvierten auch die genetischen Merkmale unserer Familie.

Gene evolvieren, wenn Zellen ihre DNA vervielfältigen. Bei diesem Vorgang kann es passieren, dass eine Zelle versehentlich einige Gene zweimal kopiert (Genduplikation). Die zunächst völlig identischen Gene können durch bestimmte Prozesse verwandelt werden, sodass sie sich schließlich in ihren DNA-Sequenzen unterscheiden. Einige Gene verändern sich so stark, dass sie völlig neue Funktionen übernehmen. Andere duplizieren und vereinigen sich zu sogenannten Genfamilien. Jede dieser Familien wie etwa jene, die für unseren Geruchssinn unentbehrlich ist, enthält Hunderte ähnlicher Gene.

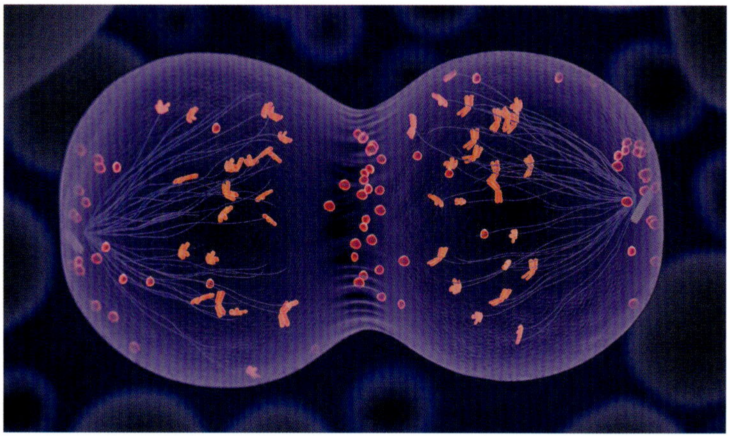

SPEZIELLE ZELLTEILUNG
Die Computersimulation (o.) zeigt den Prozess der Meiose, bei dem die Gameten oder Geschlechtszellen gebildet werden. Die im Verlauf der Meiose entstehenden Tochterzellen enthalten nur halb so viele Chromosomen wie die Ausgangszelle.

41

WUSSTEN SIE ...

Personen, die sich einer Knochenmarktransplantation unterziehen, haben danach zwei unterschiedliche DNA-Profile.

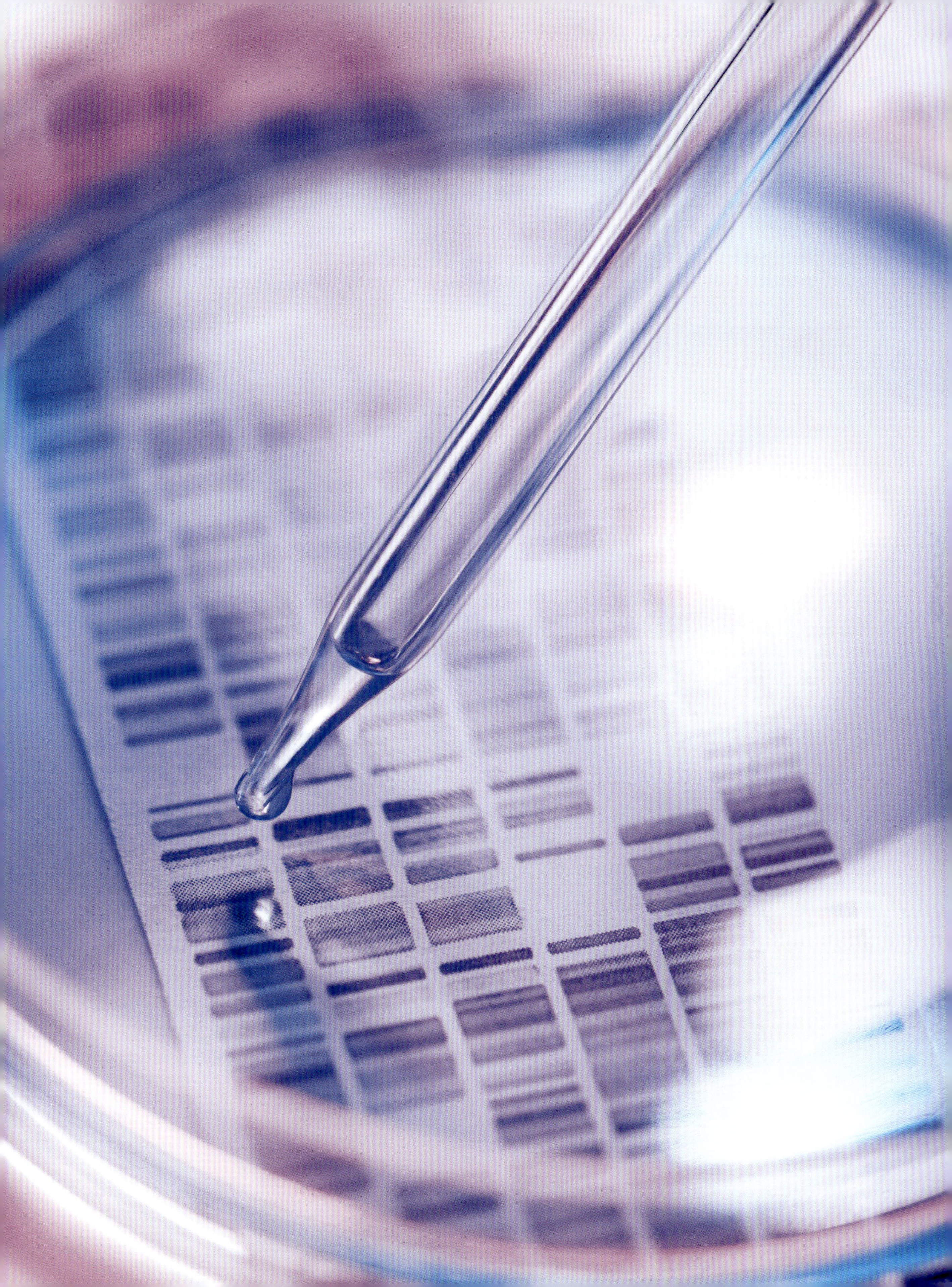

Früheren wissenschaftlichen Spekulationen zufolge sollen sich bei der Entstehung des Lebens vor vielen Milliarden Jahren die winzigen Gene der ersten Mikroorganismen immer wieder verdoppelt haben, bis sie schließlich alle Gene hervorgebracht hatten, die es heute auf der Erde gibt. Während zahlreiche Gene Überbleibsel aus jener Zeit darstellen, in der das Leben noch die ersten Schritte machte, sind andere mit einem Alter von nur ein paar Millionen Jahren deutlich jünger.

Dies fanden Wissenschaftler heraus, als sie begannen, ganze Genome zu sequenzieren. Sie entdeckten auch, dass Gene manchmal nur in einzelnen Arten vorkamen. Forscher bezeichnen diese Gene als „Waisengene". Eschen zum Beispiel besitzen mehr als 9600 Gene, die nur bei dieser Baumart vorkommen. Noch immer können Wissenschaftler sich nicht erklären, warum Waisengene in nur einer Art vorhanden sein können.

Individuelle Gentests

Das Erbgut Ihrer Familie zu entziffern, ist gar nicht so kompliziert. Wissenschaftler haben ausgeklügelte Methoden entwickelt, um Ihnen zu verraten, wer Sie sind – im biologischen Sinn. Sie können Ihnen Auskunft darüber geben, welche Krankheiten eventuell in den Tiefen Ihrer Gensequenz lauern, wie die Haarfarbe Ihrer Kinder aussehen könnte und woher Ihre Familie stammt.

Alles, was man dazu braucht, ist ein Abstrich Ihrer Wangenschleimhaut oder ein wenig Speichel in einem Probenröhrchen und ein privates Unternehmen, das Gentests anbietet. Dessen Mitarbeiter werten Ihren genetischen Code mihilfe spezieller

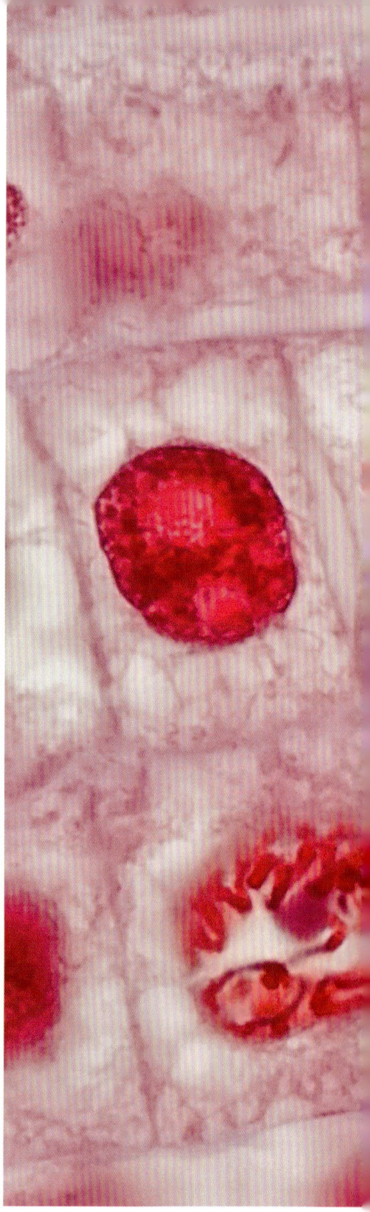

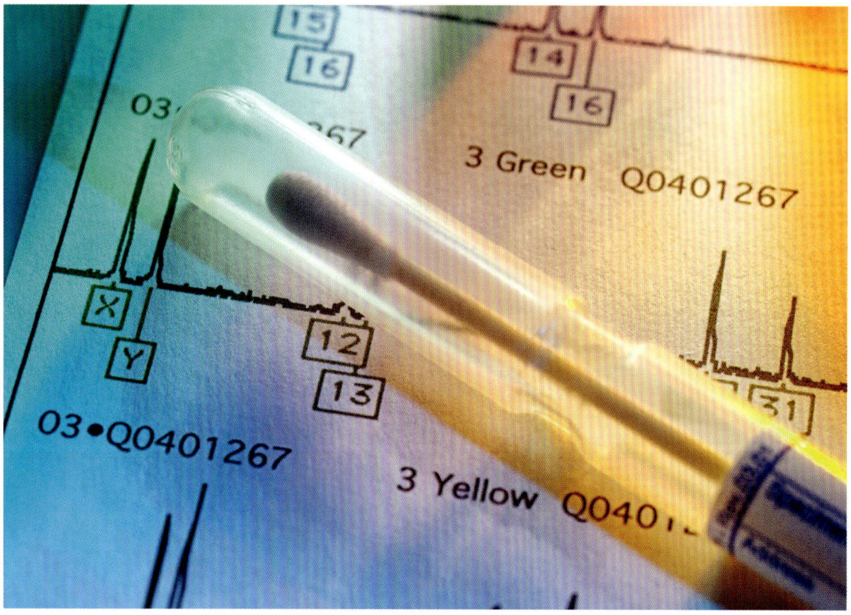

ZELLTEILUNG
Diese lichtmikroskopische Aufnahme (o.) zeigt die Zellen einer Hyazinthe während der Mitose. Aus dem Zellkern einer Mutterzelle entstehen durch Teilung zwei identische Zellkerne, die sich auf die beiden Tochterzellen verteilen.

GENTESTS
Um einen Zellabstrich von der Wangenschleimhaut für einen Gentest zu machen, wird häufig ein Wattestäbchen (l.) verwendet.

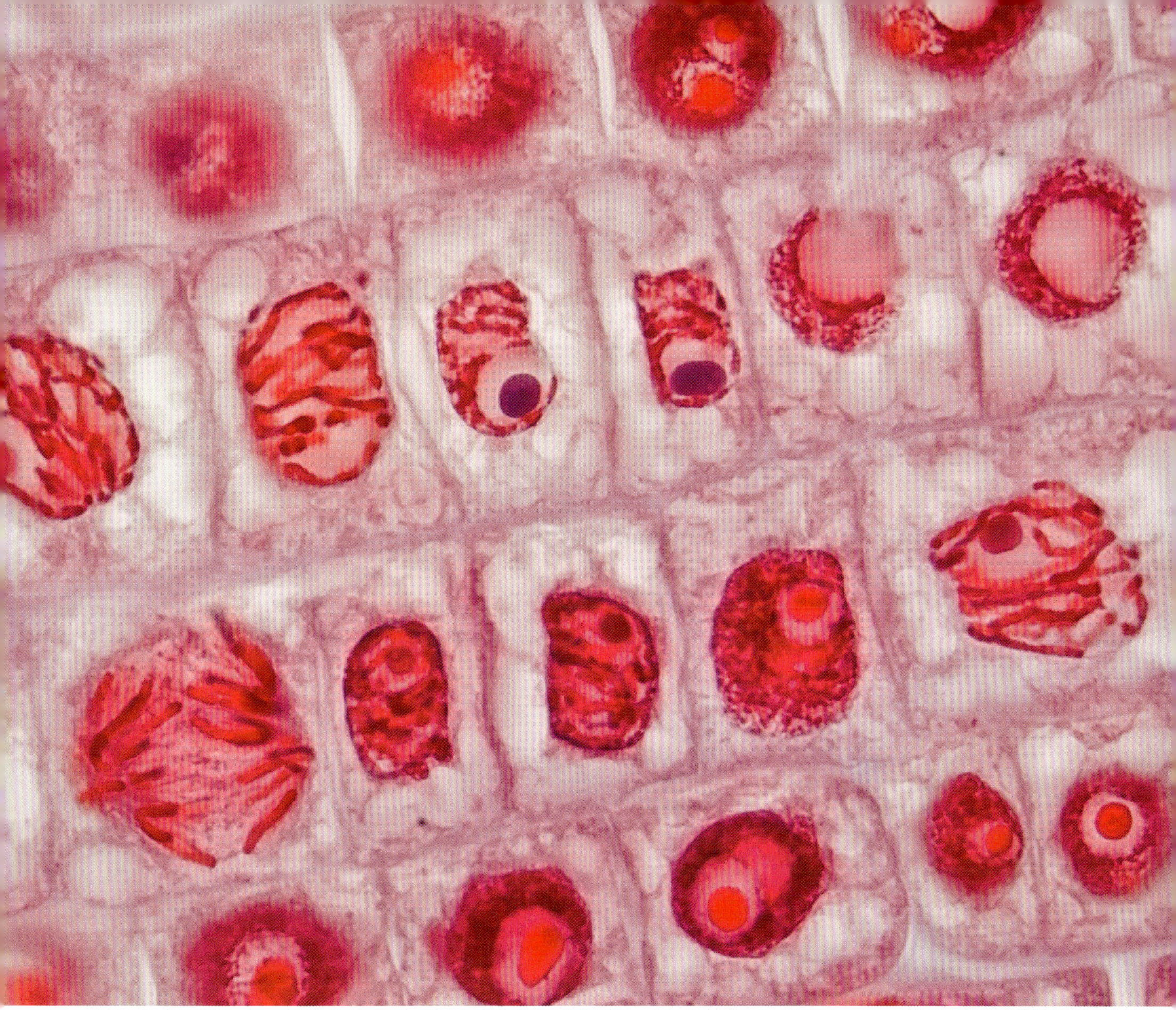

42

WUSSTEN SIE …

Zwei fehlerhafte Kopien eines Gens namens AGXT können Nierenversagen hervorrufen, vor allem bei Kleinkindern.

Algorithmen aus und geben Ihnen einen Hinweis darauf, an welchem Ort der Erde Ihre Familienwurzeln zu sprießen begannen. Die Sequenzierung Ihres Genoms ist dabei nur der erste Schritt. Im Anschluss werden Ihre Gene analysiert, indem jeder DNA-Abschnitt mit anderen in der firmeneigenen Datenbank verglichen wird. Sollte Ihr Test ergeben, dass Sie zu 30 Prozent keltisch sind, dann bedeutet dies, dass 30 Prozent Ihrer DNA-Fragmente sehr wahrscheinlich auf diese historische ethnische Gruppe zurückzuführen sind.

Eine Firma, die Gentests durchführt, ist nur so gut wie ihre Datenbank. Umfasst die Genbibliothek eines Unternehmens keine ausreichend große Anzahl von Personen,

Thomas Jeffersons Y-Chromosom

Man schrieb den Beginn des 19. Jahrhunderts. Ein klatschsüchtiger Journalist namens James Thomson Callender hatte es auf den amerikanischen Präsidenten Thomas Jefferson abgesehen. „Es ist wohl bekannt", schrieb der Journalist, „dass der Mann, den die Menschen so sehr verehren, sich schon seit vielen Jahren und auch heute noch eine seiner eigenen Sklavinnen als Konkubine hält. Ihr Name ist Sally. Ihr ältester Sohn heißt Tom. Dessen Gesichtszüge, wenngleich die eines Farbigen, sollen eine verblüffende Ähnlichkeit mit denen des Präsidenten höchstpersönlich aufweisen."

Seinerzeit war es ein offenes Geheimnis, dass Jefferson mehrere uneheliche Kinder mit seiner Sklavin Sally Hemings hatte. Schon seit Jahren hatten Jeffersons Sklaven Geschichten über diese Affäre erzählt. Doch sowohl Historiker als auch die hellhäutigen Nachkommen des dritten Präsidenten der Vereinigten Staaten ignorierten diese Erzählungen jahrzehntelang beharrlich. Das änderte sich 1998, als DNA-Tests ergaben, dass Jefferson tatsächlich Kinder mit Sally Hemings gezeugt hatte.

Damals begann Eugene Foster, Professor für Pathologie an der Tufts Universität in Masachusetts, eine mögliche genetische Verbindung zwischen den lebenden Nachkommen von Jefferson und Hemings genauer zu überprüfen. Zahlreichen Familienmitgliedern wurden Blutproben entnommen und deren DNA extrahiert. Fosters besonderes Augenmerk galt den Y-Chromosomen, jenen Einheiten voller genetischen Materials, die der Vater an den Sohn weitergibt. Die Y-Chromosomen zeigten in der Tat eine perfekte Übereinstimmung zwischen beiden Seiten der Jefferson-Familie.

Das Ergebnis war auch gesellschaftlich relevant. Die Genetik erbrachte den Nachweis, dass die stets geleugnete Beziehung zwischen Jefferson und Hemings wirklich existiert hatte. Und sie unterstrich, dass sexuelle Begegnungen zwischen Sklavinnen und ihren Besitzern keine Seltenheit waren.

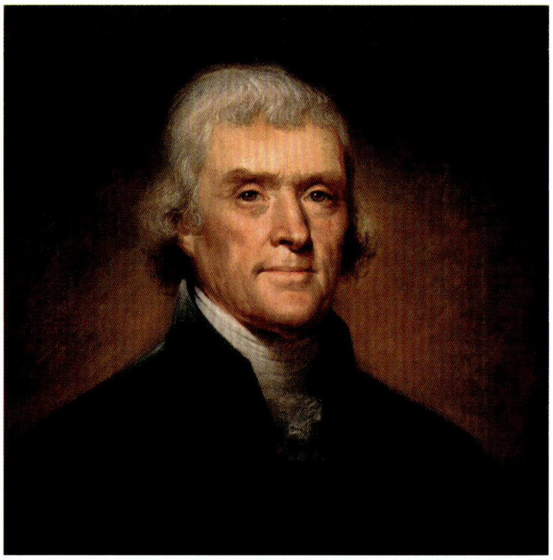

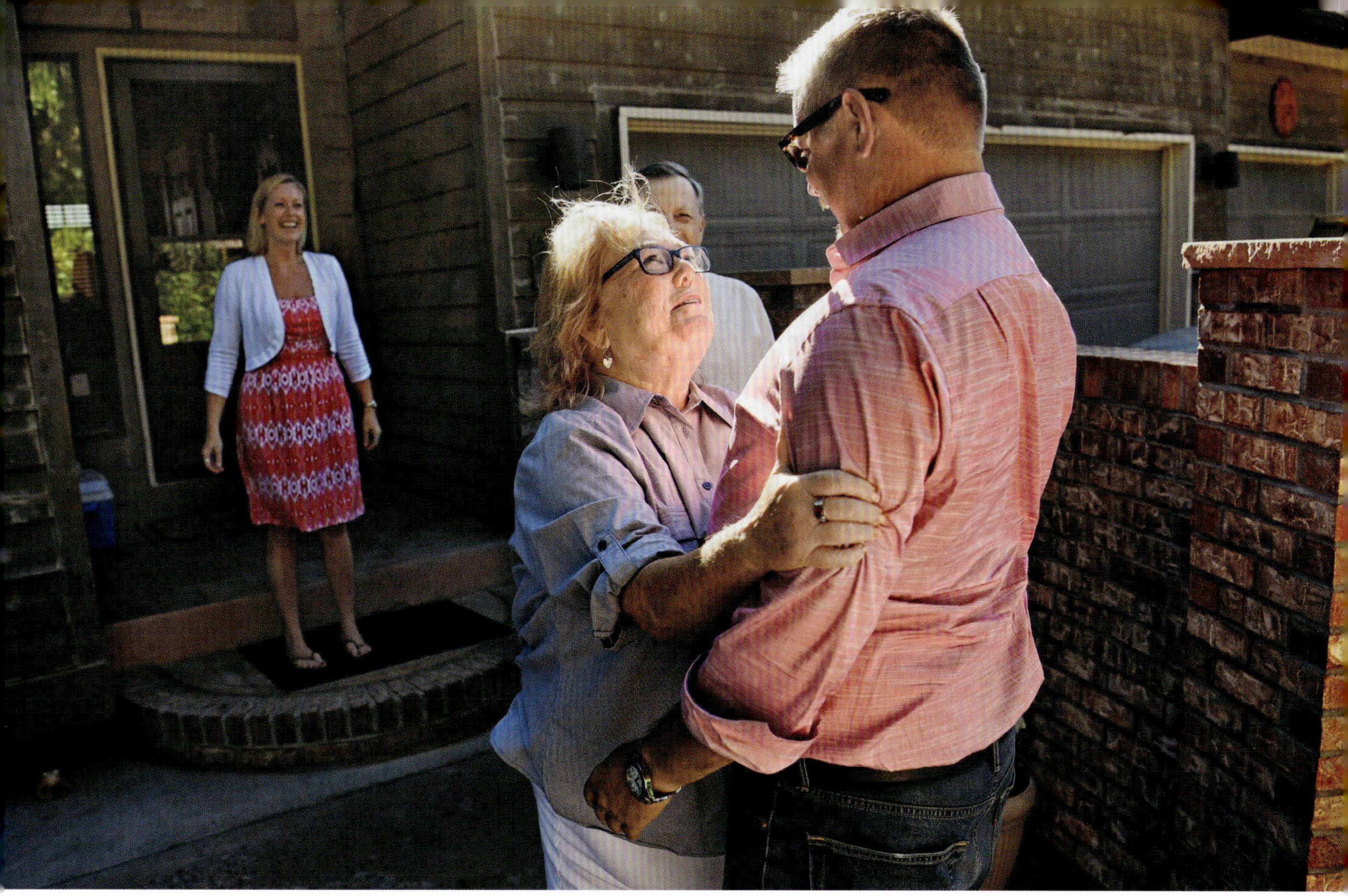

DEN VERLORENEN SOHN WIEDERGEFUNDEN
2016 trifft Mary Drotar ihren Sohn Patrick Meeker, nachdem dieser mithilfe eines Anbieters kommerzieller DNA-Tests seine leiblichen Eltern ausfindig gemacht hatte. Mary und ihr Ehemann Barry hatten Meeker zur Adoption freigegeben, als sie Teenager waren.

sind die Aussagen zu relativieren. Generell sollte man sich vergegenwärtigen, dass kommerzielle Gentests nur sehr allgemein gehalten sind, ihre Antworten ausschließlich auf statistischen Wahrscheinlichkeiten basieren.

Auch sollten Sie bedenken, dass unsere frühen Vorfahren im Verlauf ihrer evolutionären Entwicklung ständig unterwegs waren. Politische und geografische Grenzen sind vergleichsweise neue Konzepte. Die Art und Weise, in der ein Unternehmen ethnische Zugehörigkeit oder nationale Herkunft definiert, kann von den Informationen abweichen, die in Ihrer Familiengeschichte überliefert wurden.

43

WUSSTEN SIE ...

Menschen haben etwa 60 Prozent ihrer DNA mit Bananen gemeinsam.

DIE FRAGE DES GESCHLECHTS

Als wir klein waren, lernten wir, die Menschen in zwei klar unterscheidbare Gruppen einzuteilen: Männer und Frauen. Es ist ein einfaches und dennoch lebenswichtiges Konzept. Denn die menschliche Fortpflanzung kann nur zwischen einem männlichen und einem weiblichen Individuum stattfinden.

Was wie ein simples biologisches Grundprinzip erscheint, ist in Wahrheit weitaus komplizierter. Chromosomen sind fadenartige Strukturen aus DNA und Proteinen, die im Kern der meisten lebenden Zellen zu finden sind. Sie enthalten unsere Erbinformation in Gestalt von Genen.

Unter den insgesamt 46 Chromosomen (23 Paare) des Menschen befinden sich nur zwei Geschlechtschromosomen: X und Y. Frauen besitzen zwei X-Chromosomen, Männer haben ein X- und ein Y-Chromosom.

Vor etwa 200 bis 300 Millionen Jahren waren die X- und Y-Chromosomen in etwa gleich groß. Irgendwo und irgendwann auf den Pfaden der Evolution verlor das Y-Chromosom allerdings seine Fähigkeit zum Austausch von genetischer Information - ein Prozess, der als Rekombination bezeichnet wird. Als Folge evolvierte das X-Chromosom unabhängig vom Y-Chromosom. Letzteres verkümmerte allmählich und enthält heute nur noch drei Prozent der Gene, die es einst mit dem X-Chromosom gemeinsam hatte.

Und an dieser Stelle wird es noch verzwickter: Die weiblichen Eizellen enthalten nur das X-Chromosom,

PAPA UND SOHN

Der Vater kann dem Baby ein X- oder ein Y-Chromosom vererben, die Mutter nur ein X-Chromosom. Treffen Y und X aufeinander, wird das Kind von männlichem Geschlecht.

44

WUSSTEN SIE ...

Mitochondriale DNA wird auch als mütterliche DNA bezeichnet.

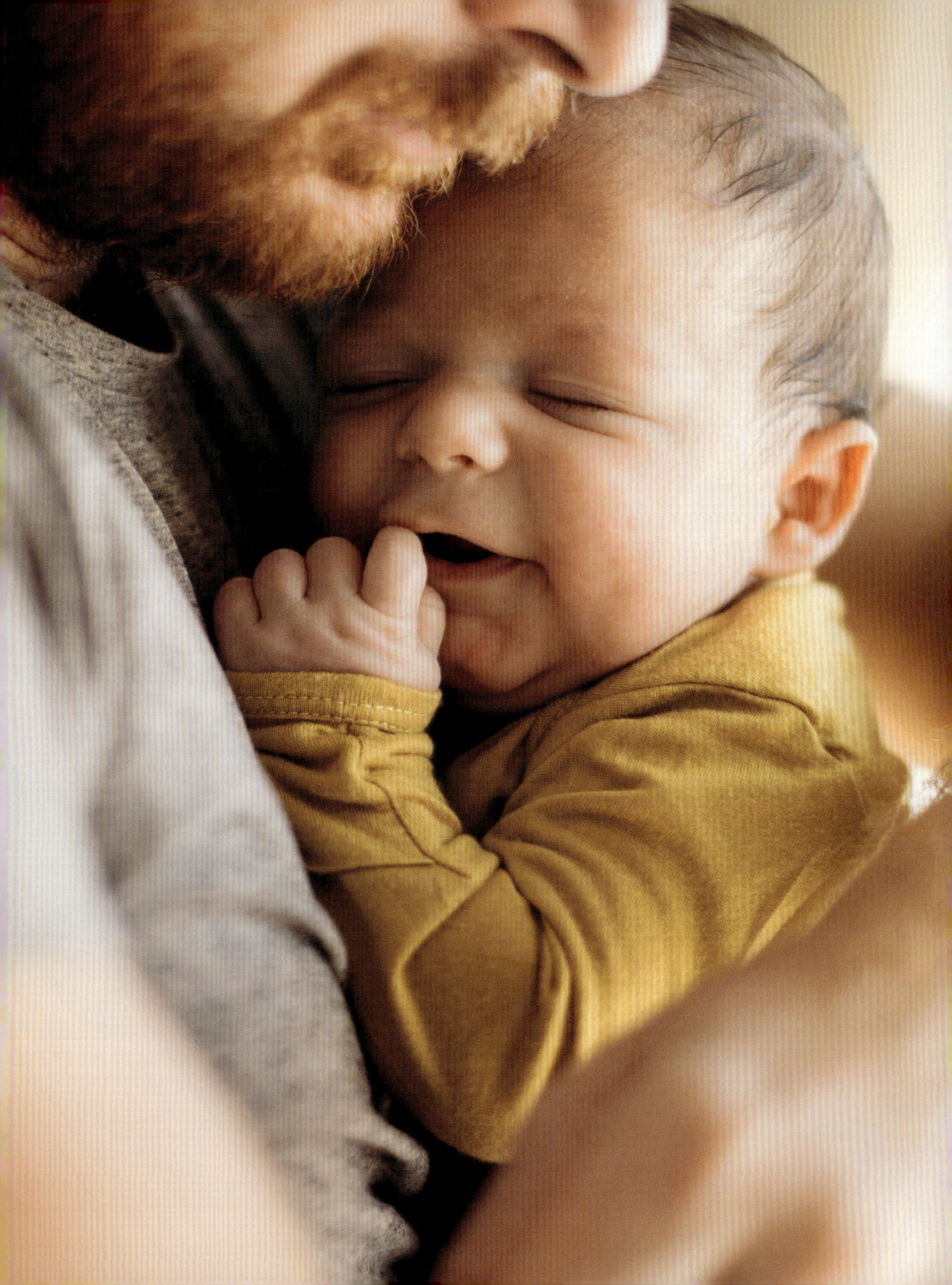

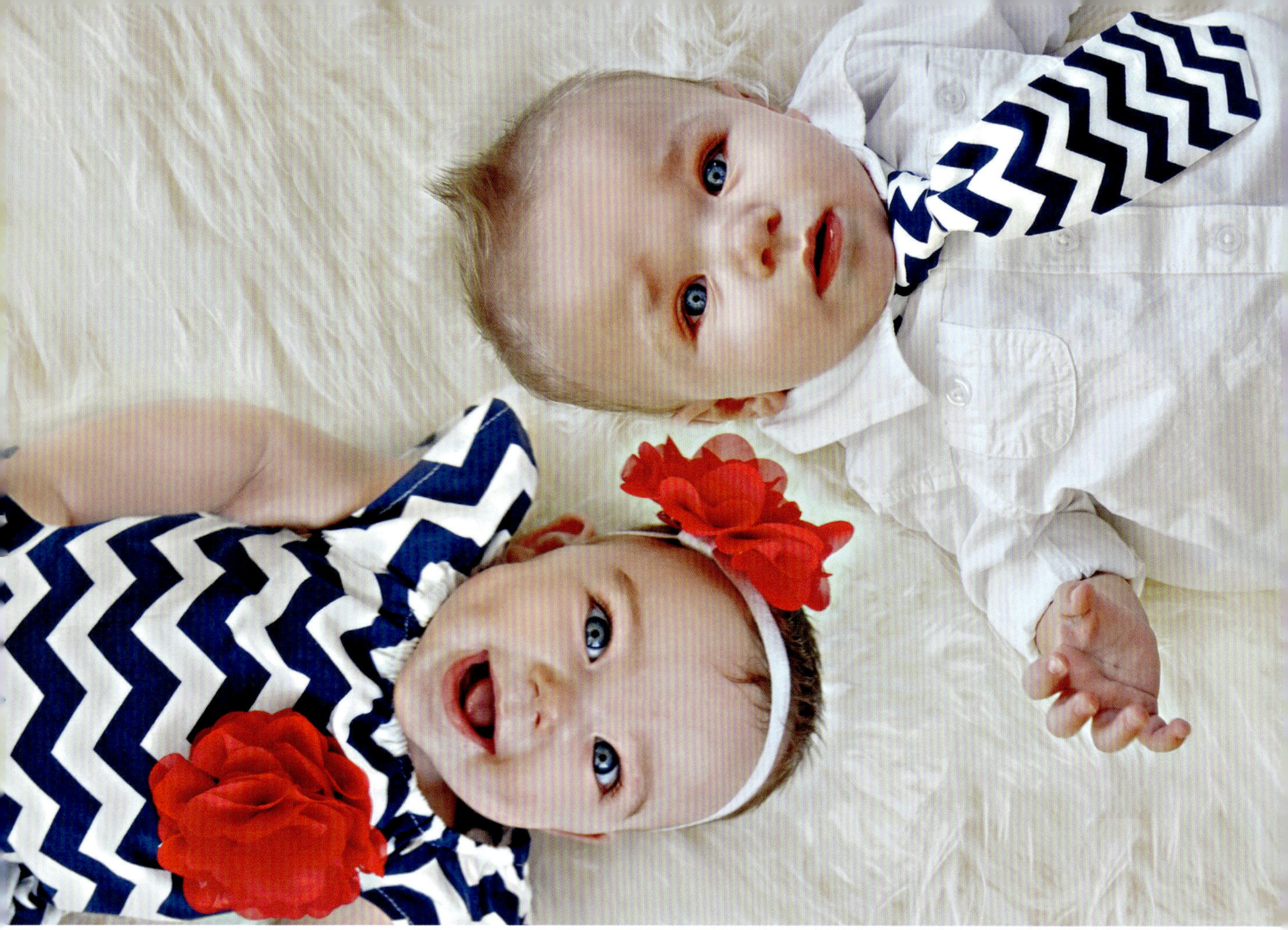

während die männlichen Samenzellen entweder ein X- oder ein Y-Chromosom besitzen. Wenn Samen- und Eizelle bei der Befruchtung verschmelzen, bildet sich eine Zygote, die sich später zu einem Fötus und schließlich zu einem Kind entwickelt – einem Mädchen oder Jungen.

Die Sexus-Nachricht des SRY-Gens

Wie wird das Geschlecht eines Kindes festgelegt? Etwa fünf Wochen nach der Befruchtung schaltet sich ein auf dem Y-Chromosom liegendes Gen namens SRY an und sendet ein mit einer biologischen Textnachricht vergleichbares Signal aus, das das Wachstum männlicher Geschlechtsorgane induziert. Der Embryo wandelt sich folglich zu einem Jungen. Bei einem Embryo mit zwei X-Chromosomen ist kein SRY-Gen vorhanden; in diesem Fall entsteht ein Mädchen.

Die Geschlechtschromosomen X und Y bestimmen nicht nur über das Geschlecht eines Individuums. Sie sind auch für andere vererbbare Merkmale verantwortlich. Farbenblindheit beispielsweise kommt bei Männern häufiger vor. Das Y-Chromosom enthält zudem wichtige Gene, die männliche Individuen zum

BRUDER UND SCHWESTER

Obwohl diese Zwillinge einen Großteil ihres genetischen Materials gemeinsam haben, besitzt der Junge im weißen Hemdchen ein Gen namens SRY. Das auf dem Y-Chromosom liegende SRY-Gen induziert das Wachstum männlicher Geschlechtsorgane. Fehlt das Gen, entwickelt sich der Embryo zu einem Mädchen.

Überleben und für eine gute Gesundheit benötigen.

Noch immer ist das Y-Chromosom evolutionären Veränderungen unterworfen. Einst besaß es ebenso viele Gene wie das X-Chromosom. Inzwischen ist es nur noch einen Bruchteil so groß wie das X und schrumpft beständig weiter. Heute enthält das Y-Chromosom weniger als 80 funktionelle Gene – also solche, die genetische Informationen übermitteln. Das X-Chromosom hingegen kann mit mehr als 1000 Genen aufwarten. Einige Wissenschaftler vermuten, dass das Y-Chromosom innerhalb von wenigen Millionen Jahren komplett zerfallen könnte.

Wo ist Anastasia?

Eine der geheimnisvollsten Geschichten aus der Zeit der Russischen Revolution ist das Rätsel um Anastasia, die jüngste Tochter von Zar Nikolaus II. und seiner Ehefrau Alexandra, der Enkelin Queen Victorias. Am 17. Juli 1918 wurde die Familie von den Bolschewiken erschossen. Bald darauf machten Gerüchte die Runde, dass Anastasia und ihr Bruder Alexei das Unglück irgendwie überlebt hatten. Von Zeit zu Zeit tauchten Frauen auf und behaupteten, Anastasia zu sein. Eine der bekanntesten war Anna Anderson, die sich später als eine Betrügerin herausstellte.

Im Jahr 1991 wurde das Geheimnis um Anastasia teilweise gelüftet, als Arbeiter in der Stadt Jekaterinburg ein Grab mit den sterblichen Überresten von neun Personen aushoben. Um die Identität der Verstorbenen festzustellen, untersuchten Wissenschaftler drei verschiedene Sorten von DNA. Sie schauten sich die mitochondriale DNA, die Y-Chromosomen und die autosomale DNA (die der Nicht-Geschlechtschromosomen) an. Die Proben zeigten Übereinstimmungen mit der DNA von Zar Nikolaus, seiner Ehefrau Alexandra, drei Töchtern, drei Bediensteten und der DNA ihres Leibarztes. Allerdings fehlten die Gebeine eines Sohnes und einer weiteren Tochter.

Erst 2007 entdeckten Archäologen neben dem ersten Grab ein weiteres. Es enthielt Dutzende von Knochen und verbrannten Knochenfragmenten, was mit Berichten im Einklang stand, denen zufolge die Bolschewiken versucht hatten, die Leichen der Kinder zu verbrennen. Mittels DNA-Tests konnte bewiesen werden, dass es sich bei den Kindern um den Zarensohn Alexei und eine seiner Schwestern handelte. Um die Herkunkft der Knochen nachzuweisen, hatten Wissenschaftler deren mitochondriale DNA untersucht. Sämtliche Mitglieder der Zarenfamilie Romanow waren also gefunden worden. Und damit der Beweis erbracht, dass auch Anastasia der Exekution nicht entgangen war.

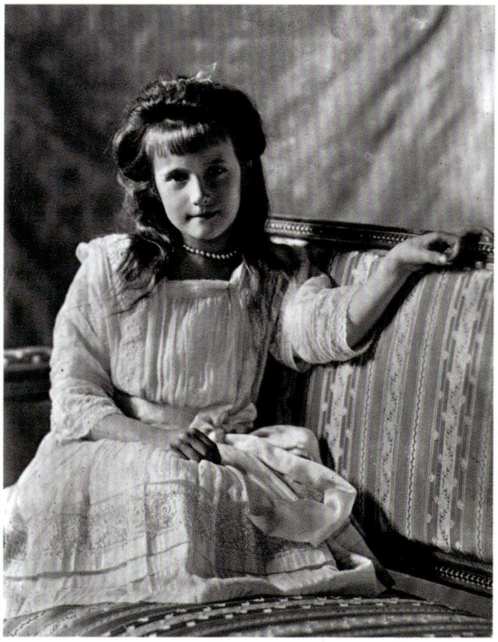

ERKENNTNIS HOCH 2: ZWILLINGSFORSCHUNG

Jedes Jahr reisen Zwillingsbrüder und -schwestern aus aller Welt nach Twinsburgh, Ohio, um am Twins Day Festival teilzunehmen. Es ist das weltweit größte Treffen seiner Art. Sollten sich die derzeitigen Trends fortsetzen, wird es weiter wachsen. Eines von 30 Babys ist heute ein Zwilling. Vor hundert Jahren kam auf 50 Babys ein Zwilling.

Für Genetiker ist der Boom ein Grund zum Feiern. Zwillinge bilden eine wahre Fundgrube an biologischen Informationen. Sie helfen Forschern, Krankheiten, aber auch andere Phänomene wie sexuelle Orientierung und psychologische Merkmale zu verstehen. Mithilfe von Zwillingsstudien können Wissenschaftler neue Erkenntnisse darüber gewinnen, wie sich unterschiedliche Lebensstile und Gewohnheiten auf zwei Menschen mit demselben genetischen Bauplan auswirken.

Forschungen an Zwillingen sind äußerst nützlich, um die Effekte von genetischen und umweltbedingten Faktoren auf die Vererbung zu untersuchen. Aus diesem Grund finden sich Zwillinge häufig an vorderster Front der sogenannten Nature-Nurture-Debatte (Anlage-Umwelt-Diskussion) wieder. Seit Jahrzehnten streiten sich Experten über die Frage, ob Gene (*nature*) oder die Umwelt (*nurture*) einen größeren Einfluss darauf haben, wer wir sind.

Zwillingsstudien geben hier wertvolle Hinweise. Eineiige Zwillinge besitzen zu 99,99 Prozent identische DNA. Zweieiige Zwillinge zeichnen sich durch eine 50-prozentige Übereinstimmung in ihren Genen aus. Sind sich eineiige Zwillinge im Hinblick auf ein bestimmtes Merkmal ähnlicher als zweieiige, liefert das einen Hinweis darauf, dass das betreffende Gen dieses Merkmal maßgeblich beeinflusste. Weisen andererseits sowohl eineiige als auch zweieiige Zwillinge in Bezug auf ein Merkmal die gleiche Ähnlichkeit auf, besteht die Möglichkeit, dass ihre Umwelt entscheidenden Einfluss ausübte.

SCHÜTZENDES HÜTCHEN
Telomere kann man sich als Schutzkappen an den Enden von Chromosomen vorstellen.

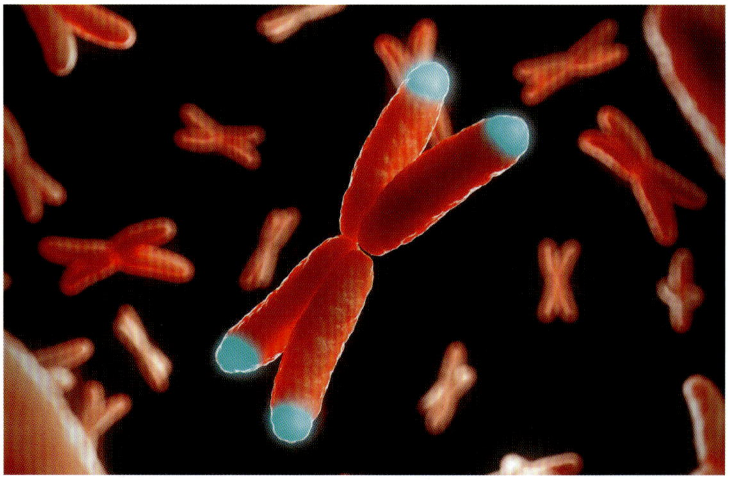

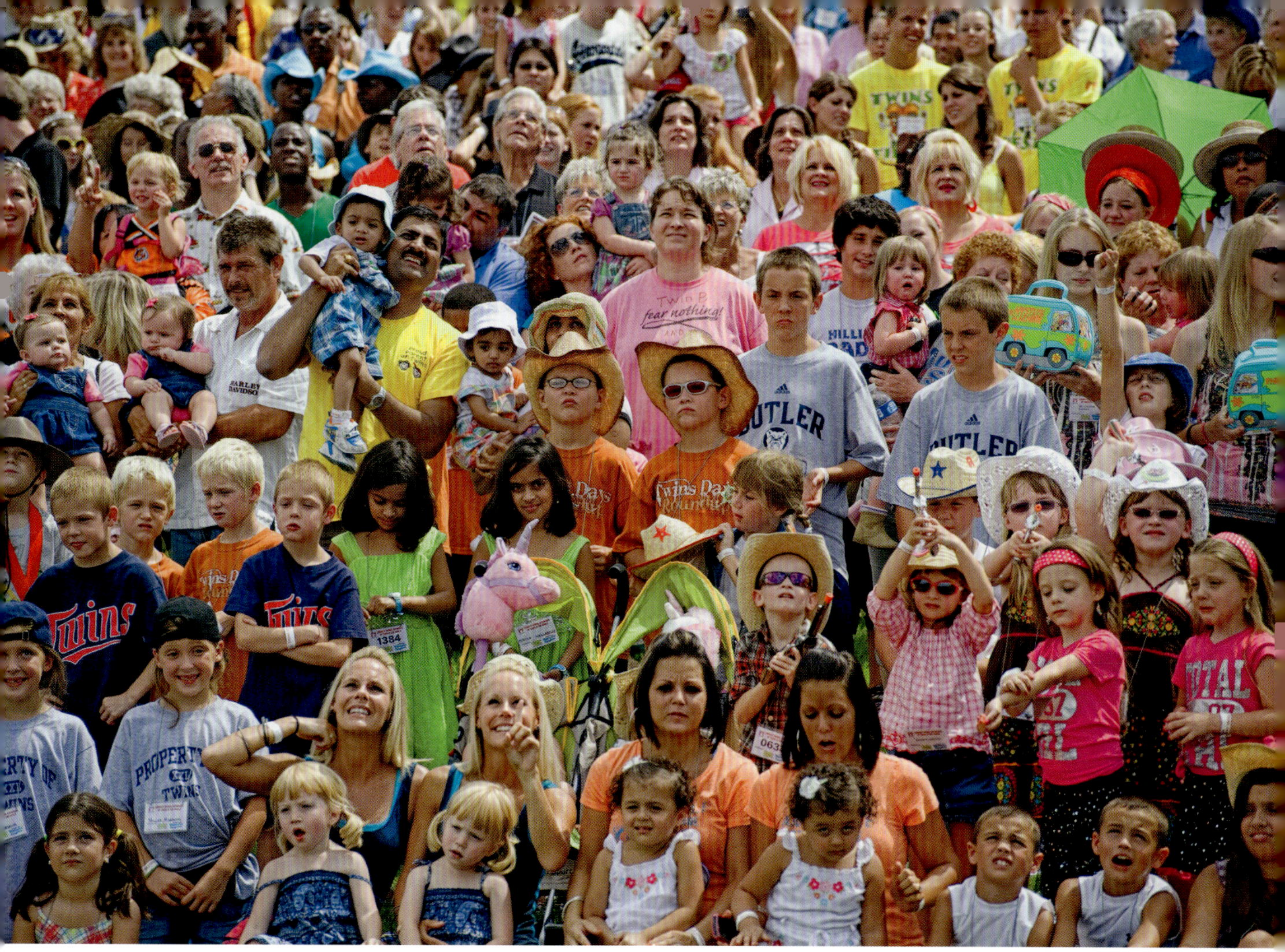

BEGEHRTE KLIENTEL
Zum Twins Day Festival nach Twinsburgh, Ohio, reisen jährliche Hunderte Zwillinge. Der Boom der Zwillingsgeburten ist für Forscher ein Grund zum Feiern.

Im Jahr 2015 führte die Fachzeitschrift *Nature Genetics* eine umfassende Sichtung von Zwillingsstudien aus aller Welt durch. Unterm Strich waren Wissenschaftler zu dem Schluss gekommen, dass umweltbedingte und genetische Faktoren im Durchschnitt mit derselben Wahrscheinlichkeit über die Merkmale einer Person und die Krankheiten, an denen sie eventuell leiden wird, bestimmen können.

45

WUSSTEN SIE …

Quarternary marriage heißt es im Englischen, wenn eineiige Zwillinge eineiige Zwillinge heiraten.

Ist Homosexualität erblich?

Gene beeinflussen zahlreiche Aspekte. Aber entscheiden sie auch über die erotische Neigung? Die sexuelle Orientierung ist ein komplexes Merkmal, das, wie Forschungen zeigen, von vielen verschiedenen Faktoren ausgestaltet wird – darunter Genetik, Umwelt und soziokulturelle Einflüsse.

Die meisten Genetiker betrachten sexuelle Orientierung als einen Phänotyp, eine erkennbare Eigenschaft, die sich von Person zu Person unterscheidet. Studien an eineiigen und zweieiigen Zwillingen weisen jedoch darauf hin, dass Vererbung dabei einen wesentlichen Faktor darstellt. Zahlreiche Forschungen belegen inzwischen, dass Einflüsse wie Erziehung, Bildung und Umwelt komplett von der Genetik überlagert werden.

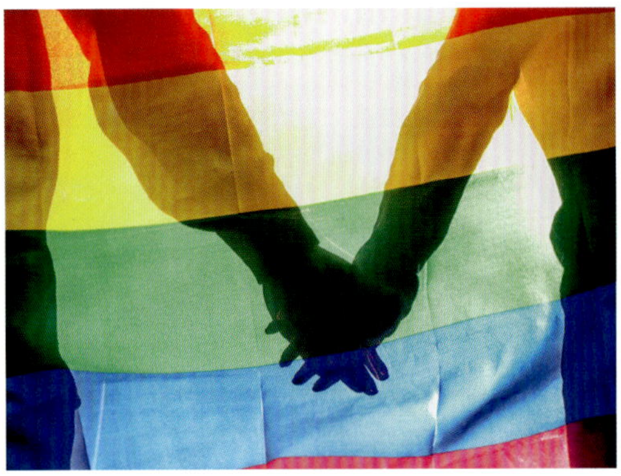

So deuteten Untersuchungen an männlichen Zwillingen darauf hin, dass bis zu 60 Prozent ihrer sexuellen Orientierung genetisch bedingt sind. Andere Studien ergaben, dass eineiige Zwillinge sich mit größerer Wahrscheinlichkeit zum selben Geschlecht hingezogen fühlen als zweieiige Zwillinge oder herkömmliche Geschwister. In einer nicht an Zwillingen durchgeführten Studie untersuchten Wissenschaftler das Erbgut von 456 Männern aus 146 Familien, die zwei oder mehr homosexuelle Brüder besaßen. 60 Prozent der homosexuellen Männer wiesen auf drei bestimmten Chromosomen das gleiche genetische Muster auf.

2017 gaben Wissenschaftler die Entdeckung von zwei Genvarianten bekannt, die bei homosexuellen Männern häufiger auftreten als bei heterosexuellen. Die Forscher schlossen daraus, dass die gleichgeschlechtliche Anziehung unter Männern zumindest teilweise biologische Ursachen hat. Wissenschaftler in Illinois verglichen die DNA von 1077 homosexuellen und 1231 heterosexuellen Männern. Die Forscher identifizierten zwei Gene, deren Varianten höchstwahrscheinlich mit sexueller Orientierung in Zusammenhang stehen.

Das heißt nicht, dass eine Person zwangsläufig homosexuell sein muss, nur weil sie oder er bestimmte Genvarianten besitzt. Die Entdeckungen bestätigen jedoch die Annahme, dass homosexuell zu sein möglicherweise ebenso wenig eine bewusste Entscheidung ist wie die, heterosexuell zu sein.

46

WUSSTEN SIE ...

Das an der Krebsentstehung beteiligte Gen NCYM findet sich nur bei Menschen und Schimpansen.

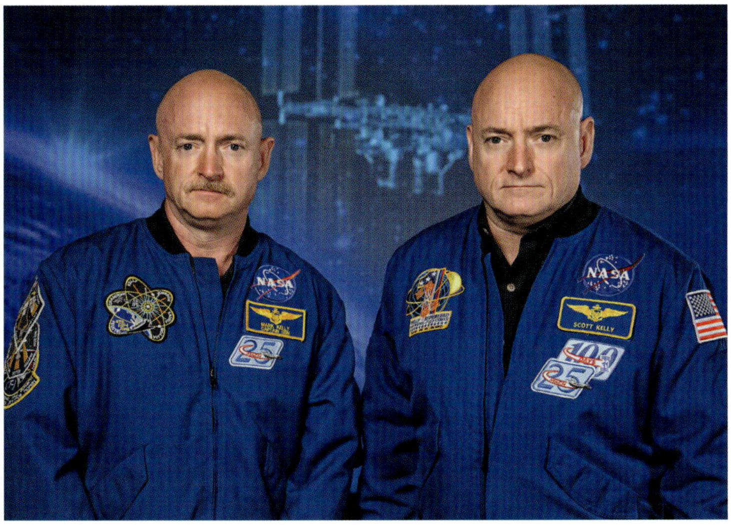

ZWILLINGSASTRONAUTEN
Der Stress, dem der Raumfahrer Scott Kelly (r.) während seines einjährigen Aufenthalts im All ausgesetzt war, hatte bestimmte Eigenschaften seiner DNA zeitweilig so verändert, dass er und sein Bruder Mark, der ebenfalls Astronaut ist und auf der Erde geblieben war, plötzlich nicht mehr wie eineiige Zwillinge aussahen.

Der Zwillingsbruder aus dem All

Früher waren Scott und Mark Kelly eineiige Zwillingsbrüder. Dann verbrachte Scott Kelly ein Jahr im Weltall an Bord der Internationalen Raumstation. Und plötzlich war alles anders. Nach seiner Landung auf der Erde maß Scott Kelly fünf Zentimeter mehr, seine Körpermasse hatte sich deutlich verringert. Laut Forschern der NASA hatten sich auch bestimmte Eigenschaften seiner DNA verändert. Sein Bruder und er waren nicht mehr völlig gleich.

Da Scott und Mark grundsätzlich die gleiche DNA besitzen, verglichen Wissenschaftler die Gene der beiden Männer vor und nach Scotts Reise. Sie wollten unter anderem herausfinden, ob die DNA-Abschnitte an den Enden eines jeden Chromosoms, die sogenannten Telomere, die Schutzkappen am Ende der stabförmigen DNA, durch Strahlung geschädigt werden.

Untersuchungen ergaben, dass sich Scotts Telomere während des Aufenthalts in der Erdumlaufbahn verlängert hatten. Nach der Landung verkürzten sie sich jedoch wieder. Das Jahr im All hatte außerdem Scotts Immunsystem, die Zusammensetzung seiner Knochen, sein Sehvermögen und andere biologische Funktionen beeinflusst. Die meisten dieser genetischen Veränderungen normalisierten sich später.

Allerdings fiel den Wissenschaftlern auf, dass sich auch sieben Prozent der Genexpression von Scott verändert hatten. Die Genexpression bestimmt, ob Gene an- oder abgeschaltet werden, was sich wiederum auf die Funktionsweise von Zellen auswirken kann. Die Forscher waren durch dieses Ergebnis nicht alarmiert. Sie wussten, dass Umweltfaktoren wie etwa in diesem Fall der Stress der Raumfahrt die Genregulation beeinflussen können. Scotts Körper legte einige Gene still, während andere verstärkt exprimiert wurden. Obwohl sich seine Genexpression veränderte, blieb seine DNA dieselbe.

Auch die Entdeckung, dass Scott und Mark nicht mehr „identisch" waren, war für die Wissenschaftler keine besondere Überraschung. Chemische Veränderungen auf DNA-Sequenzebene können sich grundsätzlich im Lauf der Zeit manifestieren. Sie haben Einfluss darauf, wo und wie Gene exprimiert werden – sogar bei eineiigen Zwillingen auf der Erde. In Wirklichkeit sind Mark und Scott Kelly schon seit Jahren nicht mehr „identisch" gewesen.

47

WUSSTEN SIE …

Etwa acht Prozent der menschlichen DNA stammen von sehr alten Viren, die unsere Vorfahren infiziert hatten.

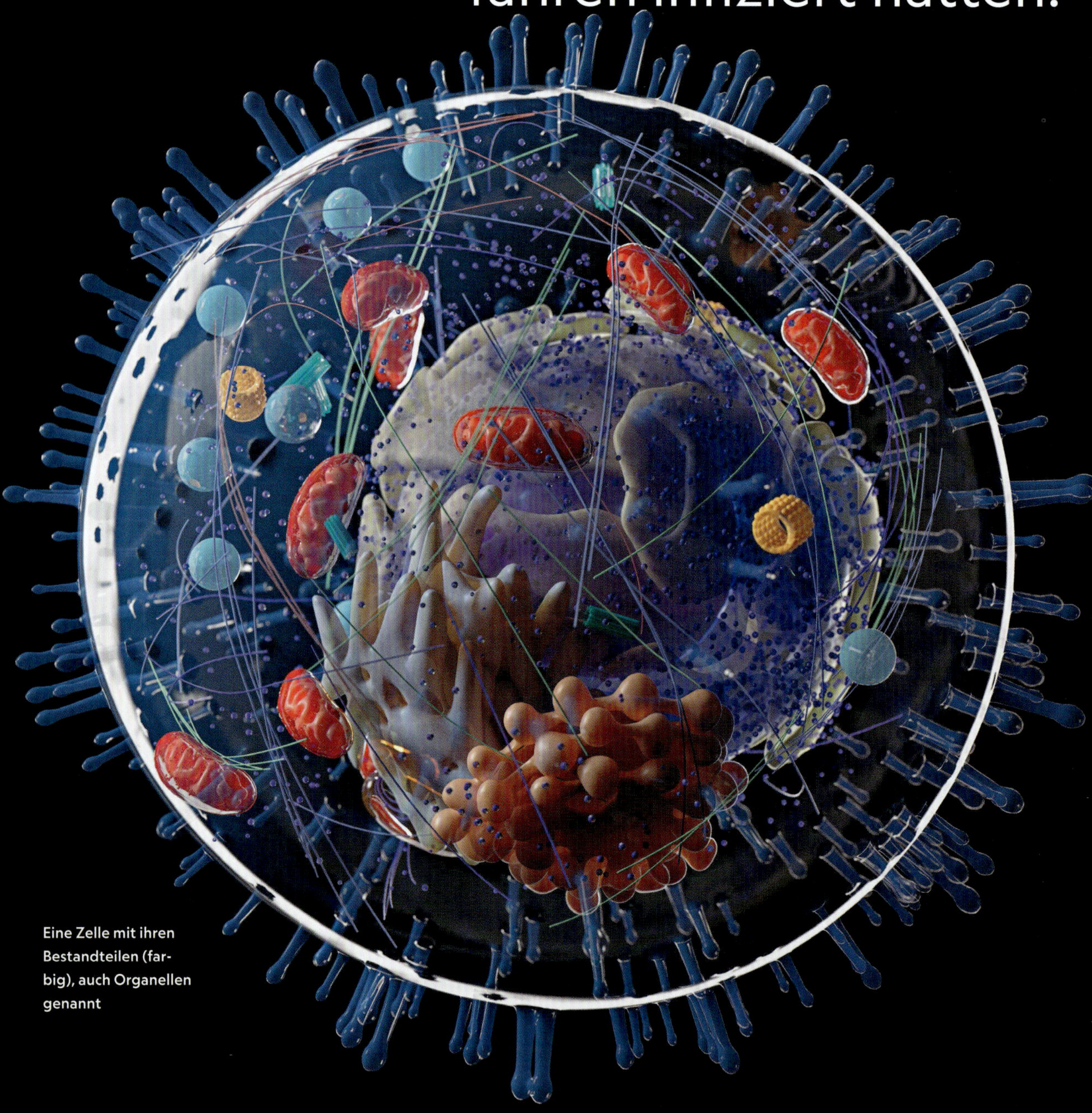

Eine Zelle mit ihren Bestandteilen (farbig), auch Organellen genannt

KAPITEL DREI

IHRE GENE, IHRE GESUNDHEIT

Jeder von uns beginnt sein Leben als eine winzige Zelle, unendlich kleiner als ein Stecknadelkopf. Diese Zelle teilt sich in zwei Zellen, die dann durch weitere Teilungen vier, acht, sechzehn Zellen usw. hervorbringen. Unser ausgewachsener Körper umfasst schließlich etwa 37,2 Billionen Zellen – grob geschätzt.

Die Zellen des menschlichen Körpers lassen sich in rund 200 Kategorien einteilen. Jede von ihnen erfüllt eine bestimmte Aufgabe. Im Inneren jedes Zellkerns befinden sich 46 Chromosomen. Sie enthalten die genetischen Marschbefehle, die jeder Zelle sagen, was sie zu tun hat. Manchmal führt ein biologischer Querschuss – eine Mutation – dazu, dass ein oder mehrere Gene verrückt spielen. Obwohl eine Mutation in den meisten Fällen keinen großen Schaden anrichtet, können diese Genveränderungen Krankheiten auslösen. Mitunter erweisen sie sich aber auch als nützlich. Mit der Einführung kommerzieller Gentests ist es inzwischen möglich, das persönliche Genom zu sequenzieren und auf Mutationen untersuchen zu lassen. Nur: Was fängt man mit dieser Information an? Diese Frage ist eine der brennendsten der Gegenwart.

Experiment

So extrahieren Sie Ihre DNA

Sie denken wahrscheinlich, es sei schwierig, die eigene DNA zu extrahieren. Doch tatsächlich ist es kinderleicht. Der Biologe Mac Cowell, Mitbegründer von DIYbio.org, einer Organisation für Amateur-Biotechnologen, hat sich ein einfaches Experiment zur Isolierung Ihrer DNA ausgedacht, bei dem Sie lediglich Dinge benötigen, die in jedem Haushalt zu finden sind.

Was man benötigt

- ☐ ein sauberes Schnapsglas
- ☐ die eigene Speichelflüssigkeit
- ☐ Geschirrspülmittel
- ☐ ein wenig Speisesalz
- ☐ eiskalten 60- oder höherprozentigen Alkohol (z. B. Rum)
- ☐ einen Zahnstocher

Was zu tun ist

Schritt 1

Spucken Sie in das Schnapsglas und füllen Sie es zu einem Viertel mit Speichel. Sollte es Ihnen Probleme bereiten, so viel Speichel zusammenzubekommen, dann stellen Sie sich vor, ein Bonbon zu lutschen.

Schritt 2

Geben Sie ein paar Tropfen Geschirrspülmittel in das Glas und fügen Sie anschließend etwas Speisesalz hinzu. Mischen Sie den Inhalt des Glases, indem Sie dieses vorsichtig schwenken.

Schritt 3

Geben Sie jetzt den Alkohol sehr langsam in das Schnapsglas. Fügen Sie nur so viel hinzu, dass er die Mischung gerade bedeckt. Es darf sich nicht zu viel Alkohol mit dem Speichel vermischen.

Schritt 4

Sie sollten nun etwas erkennen, das wie Nasenschleim aussieht. Nehmen Sie den Zahnstocher und rühren Sie den Niederschlag vorsichtig um.

Schritt 5

Sie sollten nun winzige Fäden sehen – Ihre DNA.

Blättern Sie jetzt die Seite um.

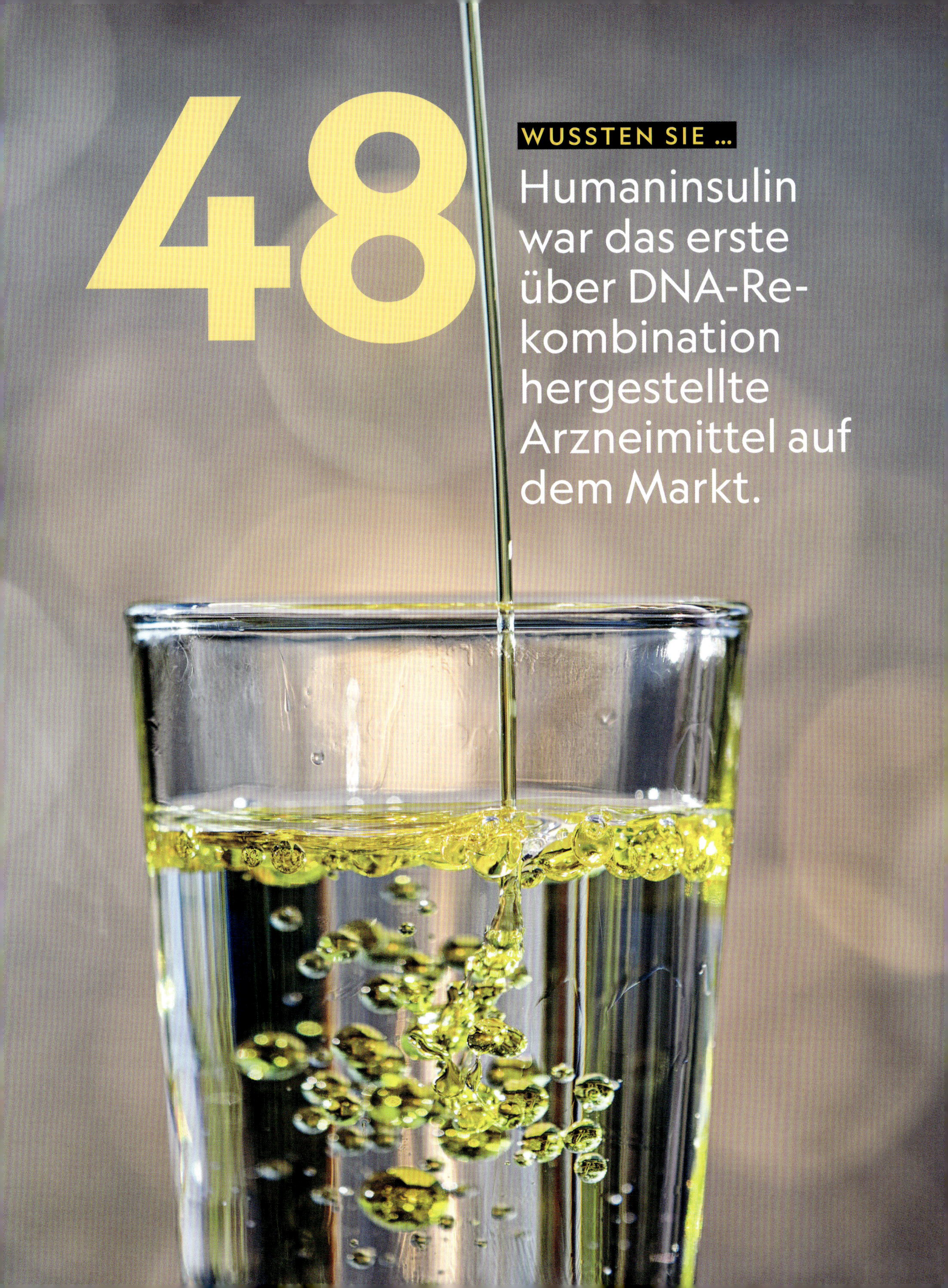

48

WUSSTEN SIE …

Humaninsulin war das erste über DNA-Rekombination hergestellte Arzneimittel auf dem Markt.

Was ist passiert?

Vieles ist während des Zusammenbrauens dieser ziemlich unappetitlichen Mischung passiert. Als Sie in das Schnapsglas spuckten, füllten Sie es mit Zellen aus Ihrem Speichel. Das hinzugefügte Spülmittel löste mittels seiner Tenside die Membranen der Speichelzellen auf. Daraufhin sickerte der Zellinhalt (Proteine, Zucker und Nukleinsäuren) heraus. Dieser gesamte Prozess wird als Lyse bezeichnet. Die positiv geladenen Ionen des Speisesalzes vermischten sich mit den negativ geladenen Teilen der DNA-Moleküle und zwangen diese zu verklumpen. Falls Sie sich das schon gefragt haben: DNA ist nicht besonders gut in Alkohol löslich. Als Sie der Mischung den Alkohol hinzufügten, flockte Ihre DNA als Niederschlag aus.

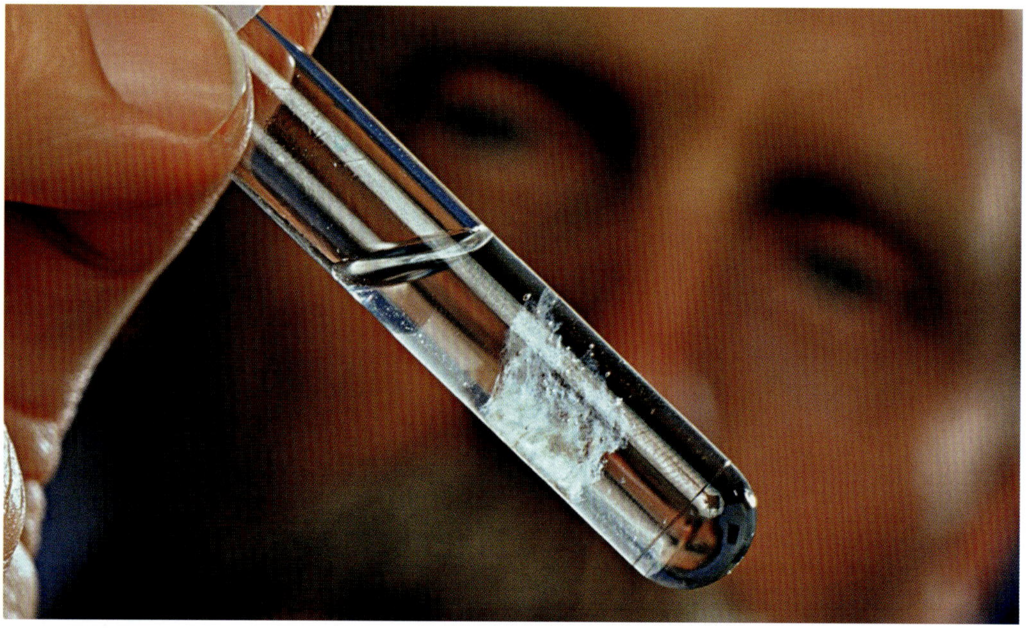

ERBGUT IM BLICK
Ein einfaches Experiment macht die eigenen DNA-Fäden sichtbar.

WUSSTEN SIE …

49 Um einen **Impfstoff gegen Cholera herzustellen**, wurden Bananen gentechnisch verändert.

50 Im Dresdner Tresor der Deutschen Knochenmarkspenderdatei (DKMS) lagern **DNA-Daten** von sieben Millionen Spendern.

51 Ein hellhäutiger Amerikaner ist von seiner genetischen Herkunft zu 0,7 Prozent Afrikaner.

52 **Mäuse und Menschen** haben **85 Prozent** ihrer DNA gemeinsam.

53 In einer **Körperzelle** ist das gesamte Genom eines Organismus enthalten.

54 Die Erforschung der genetischen Grundlagen, die für das **Nachwachsen von Geweihen bei Hirschen** verantwortlich sind, könnte eines Tages zu einer **Therapie für Menschen mit Osteoporose führen**.

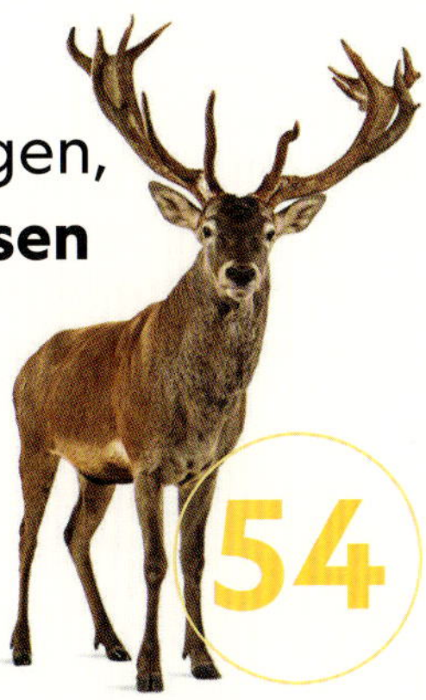

55 Im Jahr 2004 wurde die **Kartierung** des **Rattengenoms** abgeschlossen.

56 Etwa **sechs Gene** sind dafür **verantwortlich**, wie unser **Körper Koffein verarbeitet**.

57 **Somatischer Zellkerntransfer** (Somatic cell nuclear transfer, SCNT) ist ein experimentelles Verfahren, bei dem der Zellkern einer Körperzelle in eine **entkernte Eizelle** übertragen wird.

58 Die erste **geklonte Katze sah ihrer Mutter nicht ähnlich**, da die Fellzeichnung des Kätzchens während seiner **Entwicklung in der Gebärmutter der Leihmutterkatze festgelegt wurde**.

WENN GENE MUTIEREN

Manchmal lauert tief im Kern von Zellen ein missgestaltetes Monster, eine biologische Veränderung, die dort viele Jahre lang regungslos verharren kann, bevor sie irgendwann aus ihrem Schlummer erwacht. Wird dieses Ungeheuer tatsächlich einmal munter, kann es verheerende Schäden anrichten. Die Duchenne-Muskeldystrophie (DMD) zum Beispiel lässt die Muskeln der Betroffenen funktionslos werden, bis schließlich Lunge und Herz nicht mehr richtig arbeiten. Die Chorea-Huntington-Erkrankung (HD) ist ein weiteres heimtückisches Leiden, bei dem die Nervenzellen des Gehirns angegriffen und langsam zerstört werden. Beide Krankheiten beruhen auf genetischen Mutationen, die von einer Generation zur nächsten weitergegeben werden. Ein Kind, dessen eines Elternteil

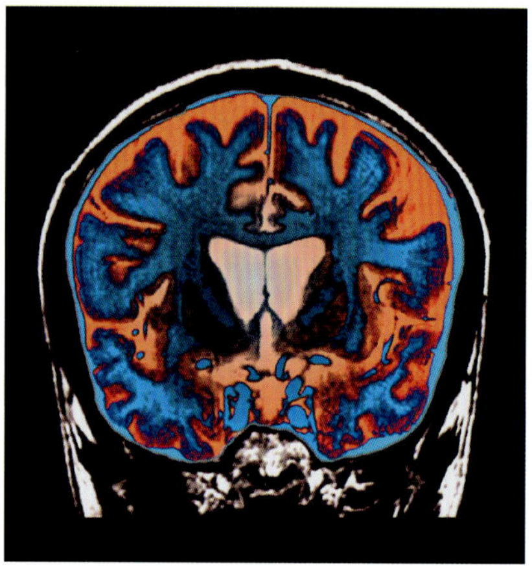

FARBLOSE HAUT
Das chinesische Mädchen (r.) ist mit Albinismus zur Welt gekommen. Aufgrund einer Genmutation bildet die Haut wenig oder gar kein Pigment Melanin mehr. Haut und Haare bleiben weiß.

CHOREA HUNTINGTON
Die MRT-Aufnahme (l.) zeigt das bereits geschädigte Gehirn eines 21-jährigen Patienten mit Chorea Huntington. Die erbliche Störung, die allerdings häufiger durch eine spontane Genmutation entsteht, führt zum Absterben von Gehirnzellen.

Können Gene Krebs bekämpfen?

Warum erkranken Elefanten nicht an Krebs? Diese Frage haben sich Forscher seit vielen Jahren gestellt. Im Jahr 2015 erhielten sie darauf eine Antwort. Zwei wissenschaftliche Untersuchungen ergaben, dass Elefanten 20 Kopien eines Krebs unterdrückenden Gens namens TP53 besitzen. Wir Menschen dagegen tragen nur eine einzige Kopie dieses Gens in unserem Erbgut. Das durch DNA-Schäden aktivierte TP53 hat offensichtlich die Aufgabe, im Entstehen begriffene Tumoren zu zerstören. Sein Proteinprodukt veranlasst entweder die Reparatur der Zelle oder verursacht deren Tod.

Die Entdeckung hat weitreichende Bedeutung für uns Menschen. Genmutationen verursachen Krebs; einigen Wissenschaftlern zufolge sind etwa zehn maßgebliche Mutationen nötig, um eine normale menschliche Zelle in eine Krebszelle zu verwandeln. Einige dieser Mutationen werden durch Umweltfaktoren wie Rauchen ausgelöst. Andere haben biologische Ursachen und entstehen, wenn Moleküle Schaden nehmen.

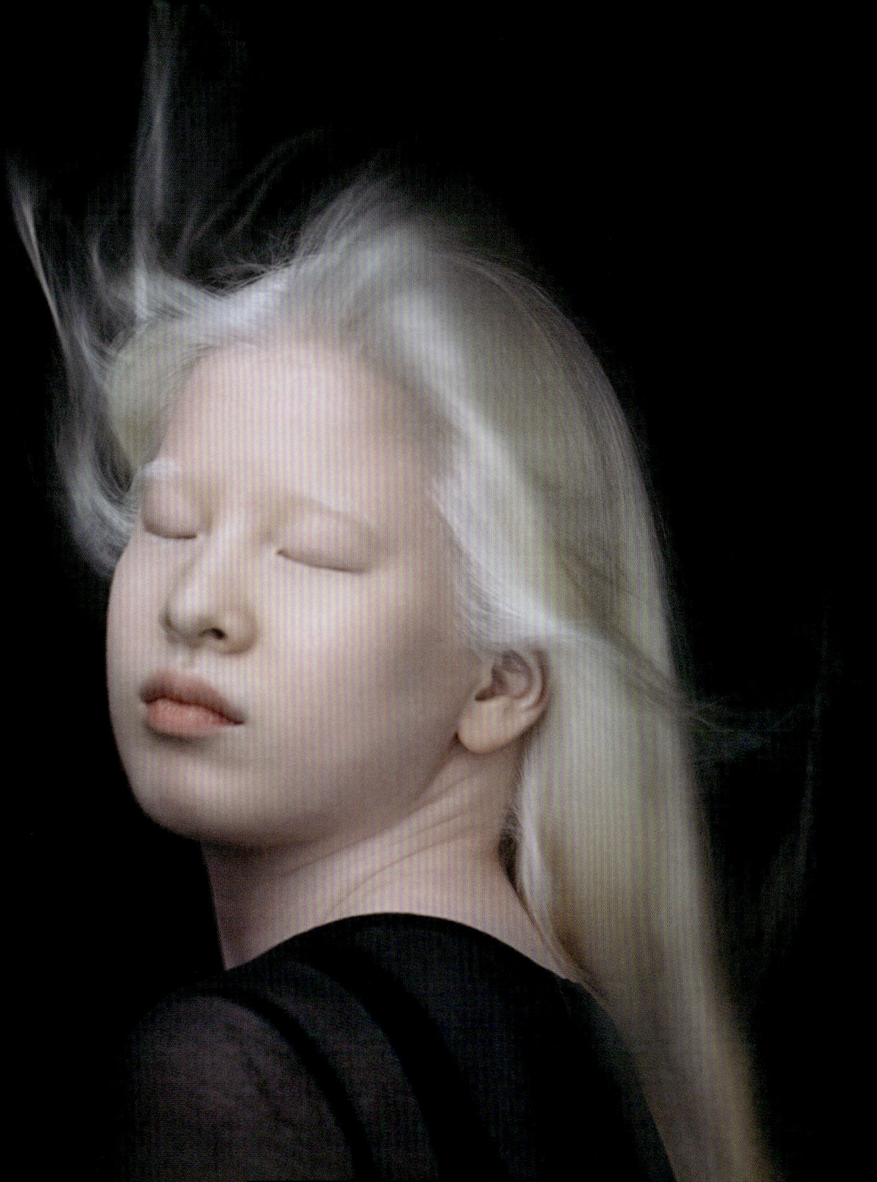

59

WUSSTEN SIE …

Menschen, die sich nach nur vier Stunden Schlaf energiegeladen fühlen, besitzen eine bestimmte Genmutation, meinen Wissenschaftler.

die HD-Mutation besitzt, weist mit 50-prozentiger Wahrscheinlichkeit ebenfalls das mutierte Gen auf. Die DMD-Mutation tritt bei einem Gen auf, das auf dem X-Chromosom liegt.

7000 Erbkrankheiten

Genmutationen verändern den genetischen Code eines Lebewesens - und damit die Art und Weise, in der Proteine ihre Aufgaben verrichten. Die häufigste Mutation besteht in der Änderung eines „Buchstabens" innerhalb des DNA-Codes. Manchmal wird dieser Buchstabe - eine Nukleinbase - einfach ausgelassen, manchmal fügt die Mutation einen neuen Buchstaben ein. In vielen Fällen bereiten diese Umbildungen keinerlei Probleme. In anderen können sie schwere Behinderungen hervorrufen oder gar lebensbedrohlich sein.

Mehr als 7000 genetische Störungen haben Wissenschaftler bis heute entdeckt. Viele Experten sind der Meinung, dass auch Symptome wie Nierenversagen oder Unfruchtbarkeit auf Veränderungen in den Genen beruhen.

Während mitunter nur ein einziges mutiertes Gen nötig ist, um ein gravierendes Gesundheitsproblem zu verursachen, müssen in anderen Fällen, etwa bei Diabetes Typ 1, mehrere Gene modifiziert sein. Phänomene wie das Down-Syndrom beruhen auf Chromosomenanomalien und entstehen, wenn größere Teile eines Chromosoms fehlen, doppelt auftreten oder in irgendeiner Weise deformiert sind.

Warum mutieren Gene? Die Antworten auf diese Frage sind zahlreich. Manche Mutationen, die sogenannten Keimbahnmutationen, treten in Ei- oder Samenzellen auf und werden bei der Zeugung an das Kind weitergegeben. Somatische Mutationen dagegen können zu jedem beliebigen Zeitpunkt im Leben eines Menschen auftreten. Oft werden sie durch Faktoren wie Sonnenstrahlung oder Umweltgifte ausgelöst. Glücklicherweise sind somatische Mutationen nicht vererbbar.

60

WUSSTEN SIE ...

Einige Forscher glauben, dass eine Mutation in dem BRCA1-Gen zur Entstehung von Alzheimer beiträgt.

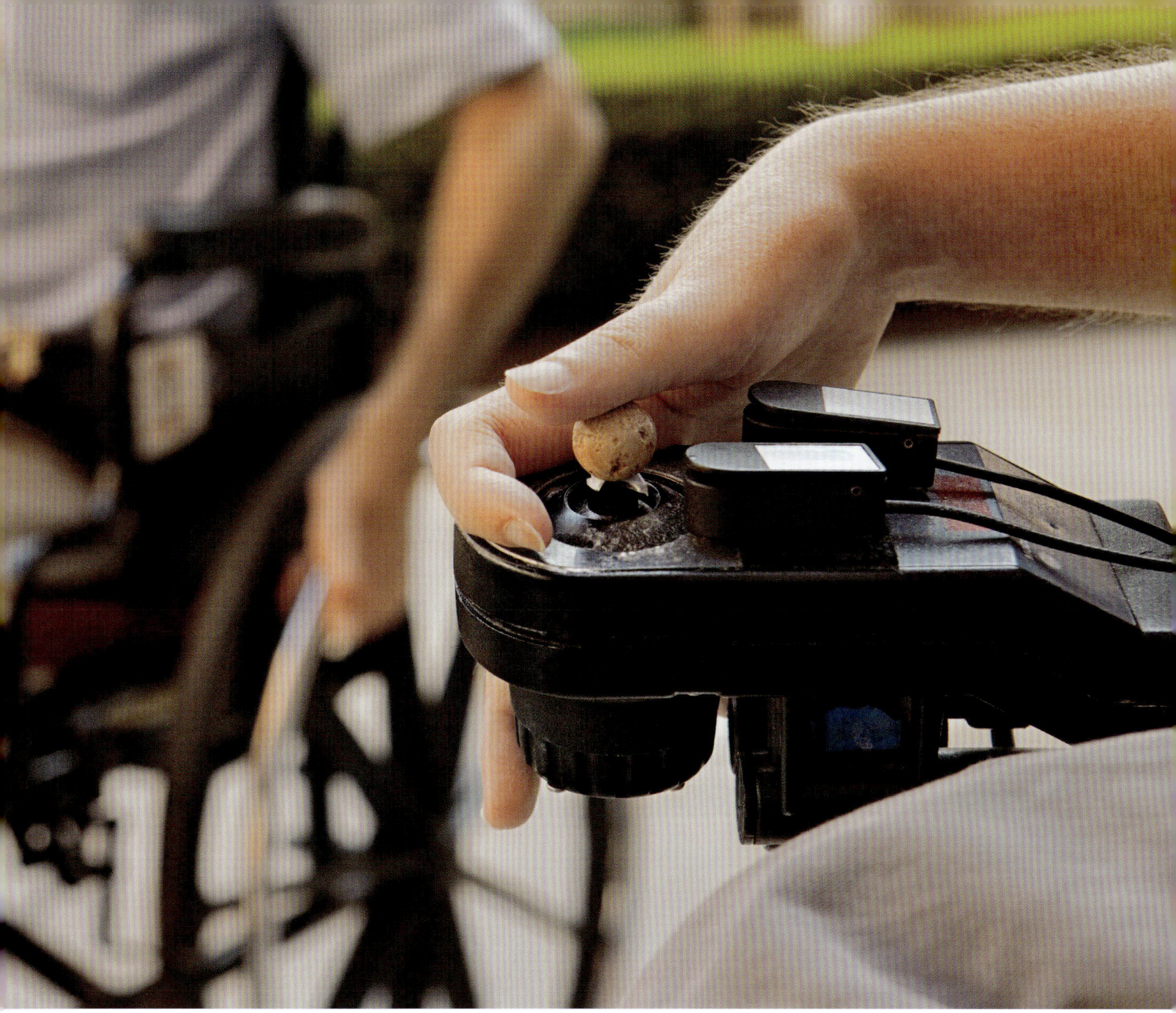

EIN WERK DER ZERSTÖRUNG
Duchenne-Muskeldystrophie (DMD) kann durch Vererbung weitergegeben werden oder durch eine spontane Genmutation entstehen. Bei dieser Erkrankung wird die Skelettmuskulatur der betroffenen Personen zerstört.

Auch Veränderungen in den Mitochondrien können sich gesundheitsschädlich auswirken. Die in fast allen Zellen vorkommenden Mitochondrien wandeln die mit der Nahrung aufgenommene Energie um. Mutationen in ihrer DNA können zur Folge haben, dass die Zellorganellen nicht mehr genügend Energie produzieren. Schlimmstenfalls kann das zu Entwicklungs- und Wachstumsstörungen wie dem Leigh-Syndrom führen, einer schweren neurologischen Störung. Die meisten Mutationen allerdings haben keinerlei Einfluss auf die menschliche Gesundheit. Manchmal reparieren bestimmte Enzyme Genmutationen sogar, bevor ein Protein gebildet wird. Und einige Mutationen bewirken obendrein Gutes: Indem sie beispielsweise Proteine herstellen, die Betroffene und deren Nachkommen vor einem neuartigen Bakterienstamm schützen.

KÖNNEN GENE DICK MACHEN?

Warum werden manche Menschen fettleibig? Geschieht es nur deshalb, weil sie zu viel essen? Oder gibt es eventuell noch andere Ursachen? Im Jahr 2007 sorgten britische Wissenschaftler für Schlagzeilen, als sie Genveränderungen entdeckten, die Personen anfällig für Fettleibigkeit machen können. Die Forscher hatten herausgefunden, dass Personen mit nur einer veränderten Variante eines Gens namens FTO im Durchschnitt 1,6 Kilo schwerer waren als Personen ohne diese Mutation. Inzwischen weiß man, dass das FTO-Gen den Körper veranlasst, die mit der Nahrung aufgenommene Energie nicht zu verbrennen, sondern als Fett zu speichern.

Laut Weltgesundheitsorganisation sind weltweit über 1,9 Milliarden Erwachsene im Alter von 18 Jahren oder älter übergewichtig. Mehr als 650 Millionen von ihnen leiden an Fettleibigkeit, Tendenz steigend. Lange vor der Entdeckung des FTO-Gens hatten Wissenschaftler erkannt, dass Adipositas in der Familie liegt. Auch wussten sie, dass man nicht allein dem persönlichen Umfeld eines Menschen die gesamte Schuld an der Erkrankung zuschreiben konnte. Offensichtlich musste es irgendeinen genetischen Faktor geben.

Der ist nun nachgewiesen, erklärt aber nicht alles: Denn Menschen, die in den frühen Vierzigerjahren geboren waren, liefen auch dann keine Gefahr, übergewichtig zu

FETTGEN
Das Computerbild rechts zeigt eine Fettmasse und das mit Übergewicht assoziierte FTO-Gen (blau und orange), die mit einem DNA-Strang (gelb) verbunden sind. Studien haben einen Zusammenhang zwischen Veränderungen des FTO-Gens und dem Risiko für Fettleibigkeit hergestellt. Schlechte Ernährung ist damit allerdings nicht entschuldigt.

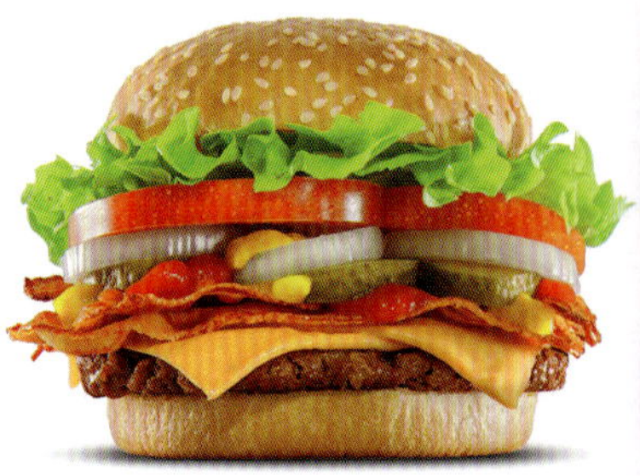

61

WUSSTEN SIE ...

Laut einer Studie haben Träger der Risikovariante des FTO-Gens einen höheren Spiegel des „Hungerhormons“ Ghrelin.

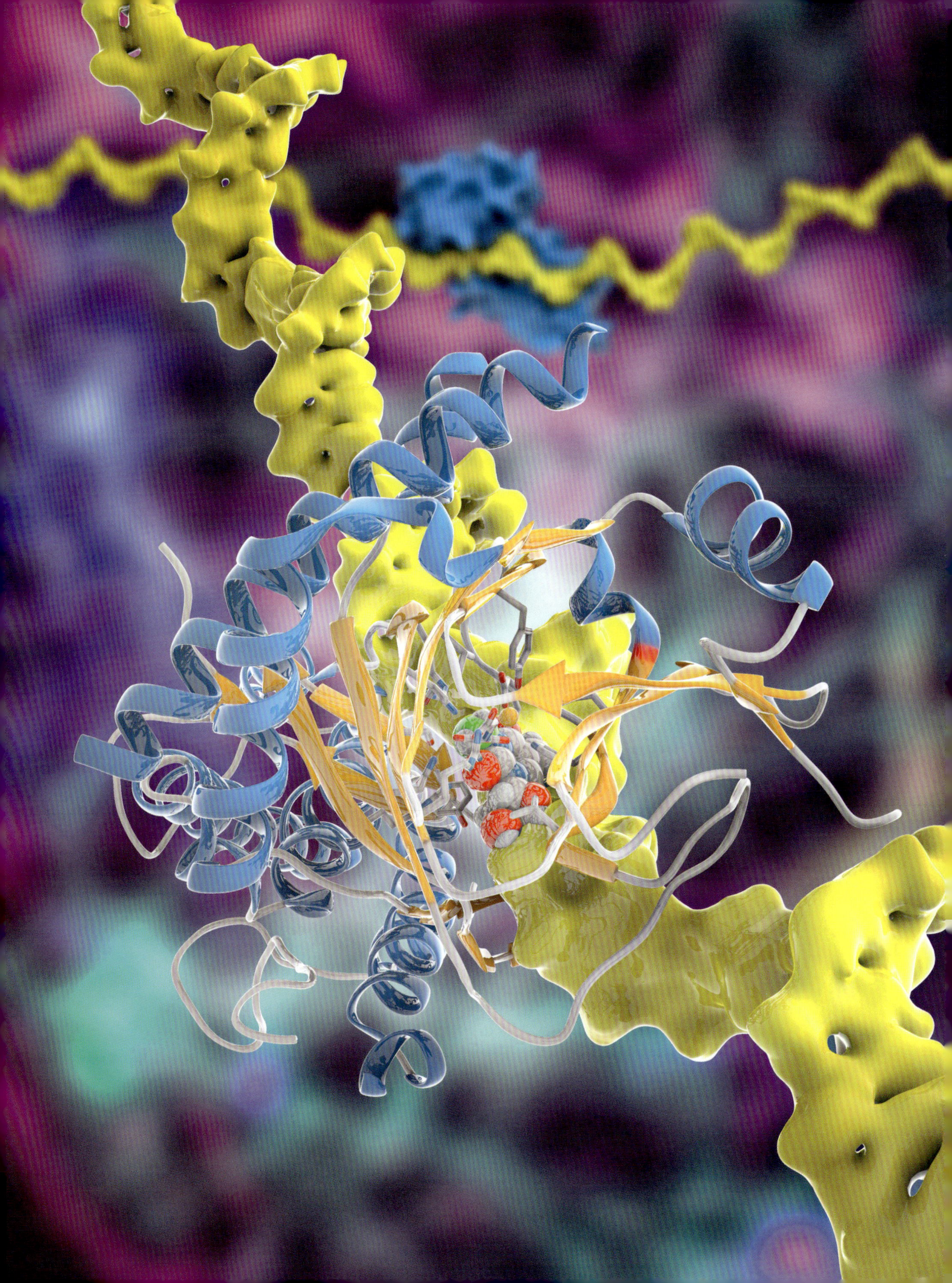

werden, wenn sie das veränderte Gen besaßen. Dieser Umschwung fand erst später statt.

Wie kam es dazu? Diese Frage lässt sich nur durch Erforschung des komplizierten Zusammenspiels von Genetik und Umwelt beantworten. Die Tatsache, dass die Menschen vor dem Zweiten Weltkrieg (1939–1945) bedeutend aktiver und mobiler waren, milderte den Effekt der FTO-Risikovariante, so die Vermutung der Wissenschaftler. Im Lauf der Jahrzehnte änderten sich jedoch die menschlichen Lebensverhältnisse. Die zunehmende Sesshaftigkeit ermöglichte es der Mutation des FTO-Gens, sich fest zu etablieren. Auch wandelten sich die Essgewohnheiten – leider nicht zum Besseren. Viele Menschen ernähren sich heute kalorien- und zuckerreicher. Der Körper deponiert die überschüssige Energie in Fettspeichern.

FTO beeinflusst Fettleibigkeit in indirekter Weise, indem es wie ein Kippschalter zwei weitere Gene entweder ein- oder ausschaltet. Diese

Die Suche nach dem Anti-Aging-Gen

Seit Jahrhunderten suchen Menschen nach einem Elixier, das ewige Jugend verheißt. In einer abgelegenen Gegend von Wisconsin sind Wissenschaftler nun möglicherweise auf einen veritablen Jungbrunnen gestoßen. 2017 vermeldeten Forscher der Northwestern University die Entdeckung einer Genmutation bei Familien der Amish People in Wisconsin. Diese bewirke, dass Träger der Mutation um zehn Prozent länger leben als Familienmitglieder ohne die Mutation. Die Erkenntnis galt als Sensation. Zum ersten Mal konnten Wissenschaftler ein Gen benennen, das Anti-Aging-Eigenschaften besaß. Was den Fund noch erfreulicher machte, war die Tatsache, dass die von der Mutation betroffenen Personen gesündere Blutgefäße und deutlich weniger Diabeteserkrankungen aufwiesen. Zudem waren ihre Telomere, die Schutzkappen an den Enden von Chromosomen, um zehn Prozent verlängert. Wissenschaftler haben schon vor einiger Zeit einen Zusammenhang zwischen jenen Kappen, die sich mit der Zeit verkürzen, und dem Alterungsprozess des Körpers erkannt.

Eigentlich hatten Forscher begonnen, sich mit der Gemeinschaft der Old Order Amish zu beschäftigen, weil unter deren Mitgliedern eine seltene Blutgerinnungsstörung besonders häufig aufgetreten war. Das Leiden wurde von einer Mutation in beiden Kopien des SERPINE1-Gens hervorgerufen. Erst im Verlauf der Untersuchungen stellte sich heraus, dass Personen mit nur einer mutierten Genkopie von SERPINE1 auch eine besonders lange Lebenserwartung aufweisen.

Im Jahr 2018 isolierte ein weiteres Forscherteam ein Gen, das die Zellteilung unterbindet, die ebenfalls zu den körperlichen Symptomen des Älterwerdens beiträgt. Beide Entdeckungen eröffnen neue Möglichkeiten zur Entwicklung von Medikamenten oder Behandlungen, die das Altern aufhalten können.

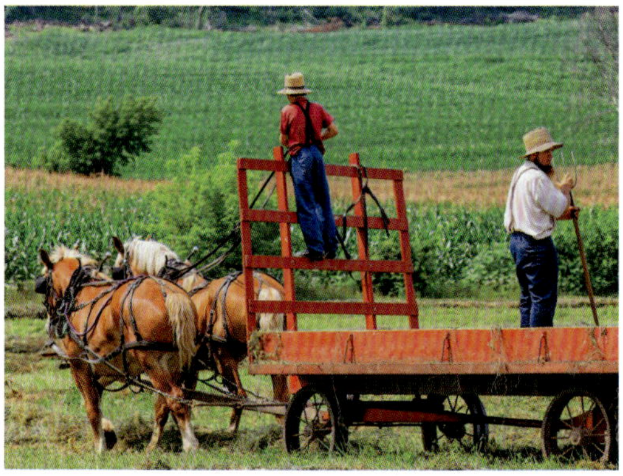

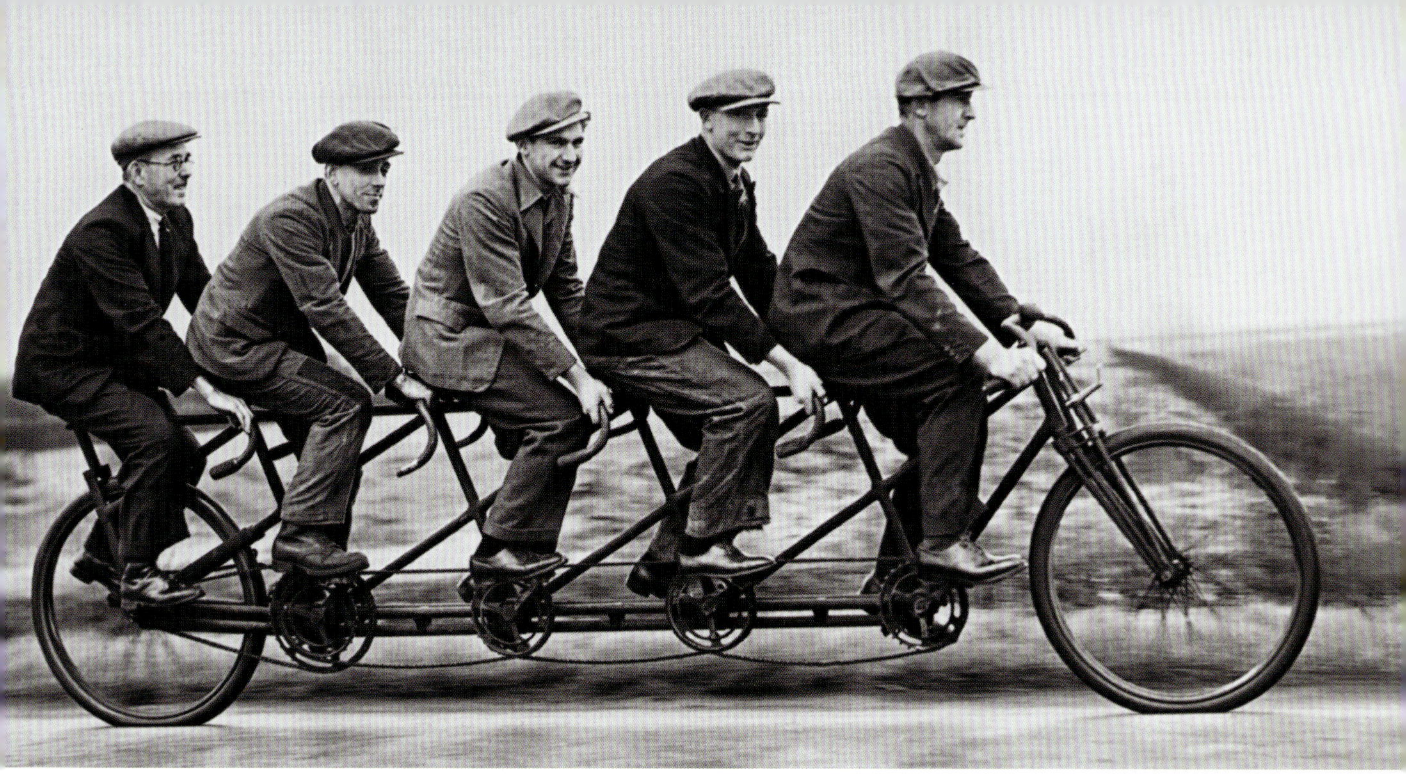

VIELFACH BEWEGTER
Wissenschaftler vermuten, dass Träger der Mutation im FTO-Gen in der Zeit vor dem Zweiten Weltkrieg deshalb nicht dick wurden, weil die Menschen damals aktiver waren. Mit zunehmender Sesshaftigkeit wurde die Mutation dominanter - und die Menschen fettleibiger.

regulieren die Energieverbrennung - ein Vorgang, der als Thermogenese bezeichnet wird. Während der Körper kontinuierlich Fettzellen bildet, entscheiden die beiden Gene darüber, ob diese zu „guten", kalorienverbrennenden oder zu „schlechten" Fettzellen werden, die für die übermäßigen Pfunde sorgen. Anderen Studien zufolge soll FTO appetitsteigernd wirken, insbesondere bei Personen, die kalorienreiche Nahrung zu sich nehmen.

Die Mutation kann allerdings nicht bei jedem Menschen die Ursachen von Adipositas erklären. Tatsächlich wurde der winzige Genfehler bei 44 Prozent der hellhäutigen Europäer, aber nur bei fünf Prozent der dunkelhäutigen Europäer nachgewiesen. Dies lässt vermuten, dass - neben den Umweltfaktoren - auch andere Gene bei der übermäßigen Gewichtszunahme eine Rolle spielen könnten.

Übrigens: In Experimenten mit menschlichen Zellen und jenen von Mäusen ist es Forschern inzwischen gelungen, den Effekt des FTO-Gens rückgängig zu machen. Weitere Forschungsarbeiten werden vielleicht eines Tages Behandlungsmöglichkeiten aufzeigen, die das Wachstum von guten Fettzellen fördern, so die Hoffnung.

62

WUSSTEN SIE ...

Die nützlichsten Stammzellen werden aus menschlichen Embryonen gewonnen.

WARUM SIE SICH EINEN GENTEST GUT ÜBERLEGEN SOLLTEN

Vielleicht gibt es in Ihrer Familie eine Disposition für Brust- oder Darmkrebs, für Alzheimer oder Parkinson. Vielleicht sind nahe Verwandte daran erkrankt oder sogar verstorben. Und wahrscheinlich haben Sie sich schon mehr als einmal gefragt, wie gefährdet Sie selbst sind. Der einzige Weg, um zu erfahren, ob Sie eine genetische Veranlagung für eine Krankheit tragen, ist die Untersuchung Ihrer DNA, etwa mit einem Test. Die Nachfrage nach solchen Verfahren steigt. Allerdings dürfen in Deutschland nur Ärzte Gentests in Auftrag geben – und nur aus medizinischen Motiven. Prädiktive, also vorhersagende Tests dürfen nur Fachärzte für Humangenetik anweisen. Doch Inzwischen vertreiben verschiedene private Unternehmen Test-Kits für zu Hause.

Die Produkte haben sich weltweit zum Verkaufsschlager entwickelt. Laut einer Schätzung von Global Market Insights von 2018 wird der Markt bereits 2024 rund 20 Milliarden Euro ausmachen. Dabei gehen die Kosten ständig zurück. Schlug ein Test 2008 noch mit 100 000 US-Dollar zu Buche, gibt es beispielsweise den Test „Health + Ancestry Service" der kalifornischen Firma 23andMe heute bereits für 199 Dollar. Wie bei den Mitbewerbern MyHeritage oder Ancestry lässt sich der Test im Internet bestellen. Dort gibt es auch die Ergebnisse – allerdings ohne die vom deutschen Gendiagnostikgesetz

63

WUSSTEN SIE …

Nur fünf bis zehn Prozent aller Krebsarten haben genetische Ursachen.

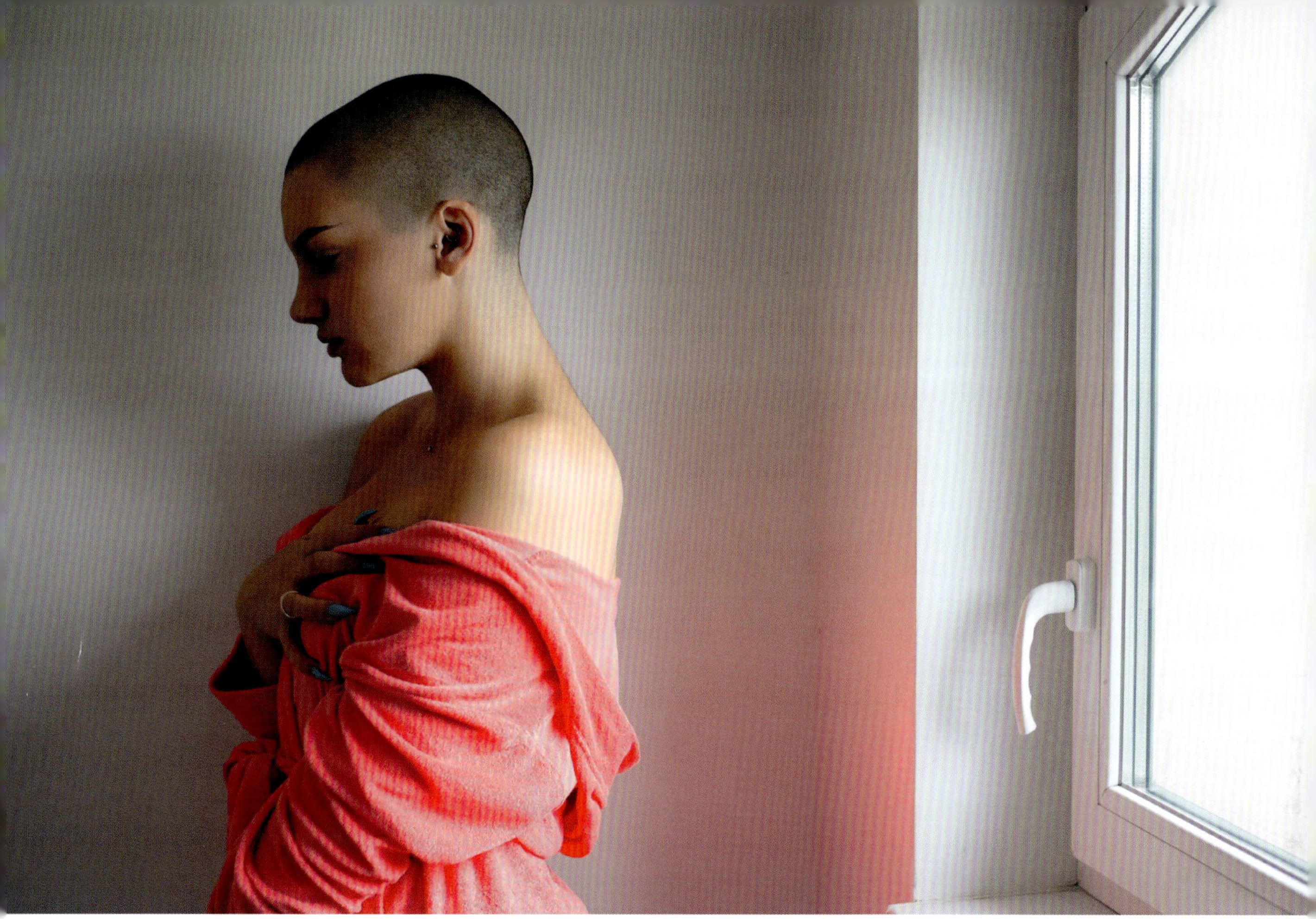

FAMILIÄRES RISIKO
Immer öfter lassen sich Frauen mit genetischer Veranlagung für Brustkrebs vorsorglich ihre Brüste entfernen, obwohl sie nicht an Krebs erkrankt sind.

vorgeschriebene genetische Beratung. Die deutsche Gesellschaft für Humangenetik warnt daher vor den Test-Kits, zu groß sei die potenzielle Gefahr einer Fehl- oder Überinterpretation. Außerdem sei der Nutzen ohne vorgeschaltete Beratung fraglich, da die meisten Krankheiten multifaktoriell bedingt seien.

Gentests für alle

Wenn Sie entsprechende Leistungen eines Biotech-Konzerns oder Start-ups in Anspruch nehmen wollen: Informieren Sie sich gründlich, ehe Sie sich testen lassen. Seien Sie skeptisch, wenn Firmen damit werben, sie könnten Ihnen voraussagen, ob Ihre Kinder gute Fußballspieler werden oder welchen Wein Sie möglicherweise am liebsten trinken. Denn in Wirklichkeit können sie das nicht.

Bevor Sie Ihre Bestellung aufgeben, überlegen Sie sich noch einmal sehr genau, ob ein Gentest wirklich das Richtige für Sie ist. Er bringt gewissen Nutzen, beinhaltet aber auch Tücken. Der Vorteil eines DNA-Tests besteht darin, dass Sie früh herausfinden können, ob Sie ein erhöhtes Risiko für Krebs, Alzheimer oder andere Leiden besitzen. Mit diesem Wissen können Sie immerhin versuchen, Maßnahmen zu ergreifen, um die Auswirkungen abzumildern. Ein Nachteil ist, dass die meisten Gentests nur äußerst knappe Informationen liefern. Viele der im Internet beworbenen Produkte analysieren zudem nur kurze DNA-Abschnitte, was Ihnen vielleicht kein vollständiges Bild Ihrer biologischen Grundlagen vermittelt. Gerade die günstigen Tests liefern möglicherweise nur begrenzte Informationen.

Die Ergebnisse eines Gentests können das Leben verändern. Zum einen, weil die darin enthaltenen Informationen Sie auf Dauer begleiten werden. Wenn der Test ein positives Ergebnis in Bezug auf ein bestimmtes Leiden liefert, bedeutet dies allerdings nicht, dass Sie tatsächlich daran erkranken. Sind Sie bereit, mit einem ständig über Ihnen schwebenden Damoklesschwert zu leben?

Bedenken Sie auch, welche Auswirkungen Gentests auf andere Personen haben können. Was Sie über sich herausfinden, kann auch Ihre Kinder und Enkelkinder betreffen. Vielleicht möchten diese das Wissen gar nicht mit Ihnen teilen?

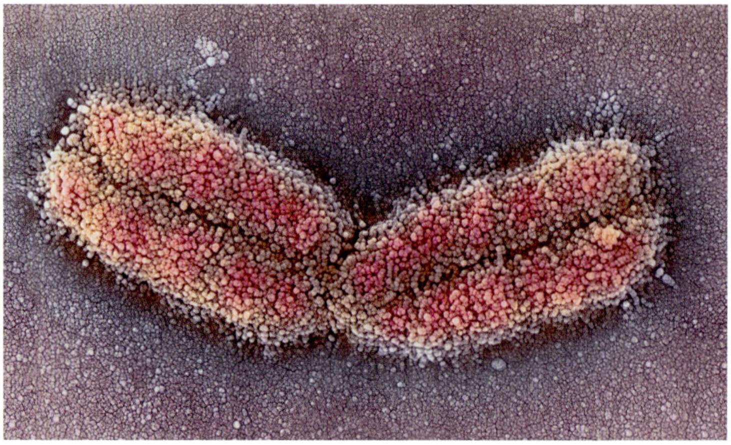

BLICK AUFS ERBGUT
Ein menschliches Chromosom ist hier in einer farbigen rasterelektronenmikroskopischen Aufnahme dargestellt.

Sinnvoller als ein Selbsttest ist die Konsultation eines Humangenetikers. In Ausnahmefällen übernehmen die Krankenkassen dann die Kosten eines Gentests – etwa bei einer nachgewiesenen familiären Veranlagung für eine Krebsart. Ein Indiz dafür ist, dass Krebs in zwei aufeinanderfolgenden Generationen aufgetreten oder jemand in sehr jungen Jahren daran erkrankt ist.

Selbst ein negatives Ergebnis räumt die Unsicherheit nicht gänzlich

64

WUSSTEN SIE …

Es gibt 10 000 unterschiedliche genetisch bedingte Erkrankungen. Manche davon sind ungefährlich, andere lebensbedrohlich.

Gendaten-Mitwisser: die fünf größten Risiken

Nichts ist persönlicher als die in Ihrer DNA enthaltenen Informationen. Menschen lassen ihre DNA aus verschiedenen Gründen untersuchen. Einige möchten wissen, mit welchen Gesundheitsproblemen sie im Lauf ihres Lebens konfrontiert werden, andere möchten ihre familiären Wurzeln zurückverfolgen. Ihr genetischer Code sagt sehr viel über Sie aus; deshalb sollten Sie sorgfältig darüber nachdenken, ob Sie Ihre genetischen Informationen mit einem Gentestunternehmen teilen möchten. Die folgenden kritischen Aspekte sollten Sie berücksichtigen:

1. **Sind die Informationen korrekt?** Viele Skeptiker wenden ein, dass die in einem DNA-Test gewonnenen Informationen möglicherweise nicht absolut korrekt sind. Dies könnte Menschen zu fragwürdigen Entscheidungen mit Blick auf ihre Gesundheit veranlassen.
2. **Wie vertraulich werden Ihre Informationen behandelt?** Datenschutz sollte ein wichtiger Punkt sein. Unternehmen, die Gentests durchführen, haben gute Gründe, Ihre Informationen zu schützen. Aber Vorsicht! Es ist möglich, dass Hacker in die Datenbank eindringen und illegal an Ihre Informationen gelangen. Im Jahr 2018 wurden mehr als 92 Millionen Nutzerdaten des Gentestanbieters MyHeritage auf einem privaten Server sichergestellt. Das Unternehmen erklärte, der Eingriff habe sich auf die E-Mail-Adressen seiner Kunden beschränkt.
3. **Wird das Unternehmen Ihre DNA-Informationen weitergeben?** Alle Gentestunternehmen versichern, dass sie Ihre Informationen nicht ohne Ihre Zustimmung an Dritte weitergeben werden. Interessanterweise sind viele Menschen damit einverstanden, dass Gentestfirmen ihre Daten mit Forschungsinstituten und anderen Organisationen teilen.
4. **Gewährt Ihnen das Gesetz Schutz?** In Deutschland regelt das Gendiagnostikgesetz die Verwendung von Gendaten sehr restriktiv. Weder Versicherungen noch Arbeitgeber haben darauf Zugriff. Eine Benachteiligung aufgrund genetischer Eigenschaften soll damit unbedingt verhindert werden.
5. **Kann die Polizei auf Ihre Gendaten zugreifen?** Nicht ohne Weiteres. Für die Entnahme einer DNA-Probe ist in Deutschland ein Richterbeschluss oder Ihre persönliche Einwilligung nötig. Der Zugriff auf Biobanken ist unzulässig.

aus. Auch wer keine Risikoanlage im Erbgut trägt, kann an Krebs erkranken. Allerdings kann ein Gentest bei einem Fachmediziner sinnvoll sein, wenn der Krebs bereits ausgebrochen ist. Durch eine genaue molekulare Typisierung können onkologische Maßnahmen individueller abgestimmt werden. „Präzisionsonkologie" nennt sich dies. Natürlich sind die Ergebnisse von prädiktiven Gentests auch für Versicherungen interessant. Das seit 2010 geltende deutsche Gendiagnostikgesetz verbietet es Versicherern jedoch – anders als in den USA –, Gentest-Analysen zu verlangen oder über deren Ergebnisse informiert zu werden. Allerdings gilt dies nicht für Lebens-, Berufsunfähigkeits- oder Pflegerentenversicherungen, wenn eine Leistung von mehr als 30 000 Euro Jahresrente vereinbart wurde.

Die Entscheidung liegt bei Ihnen, doch fragen Sie sich zuvor: Warum möchte ich diese Informationen bekommen? Gentests sind eine Büchse der Pandora. Wägen Sie sorgsam ab, ob Sie sie wirklich öffnen möchten.

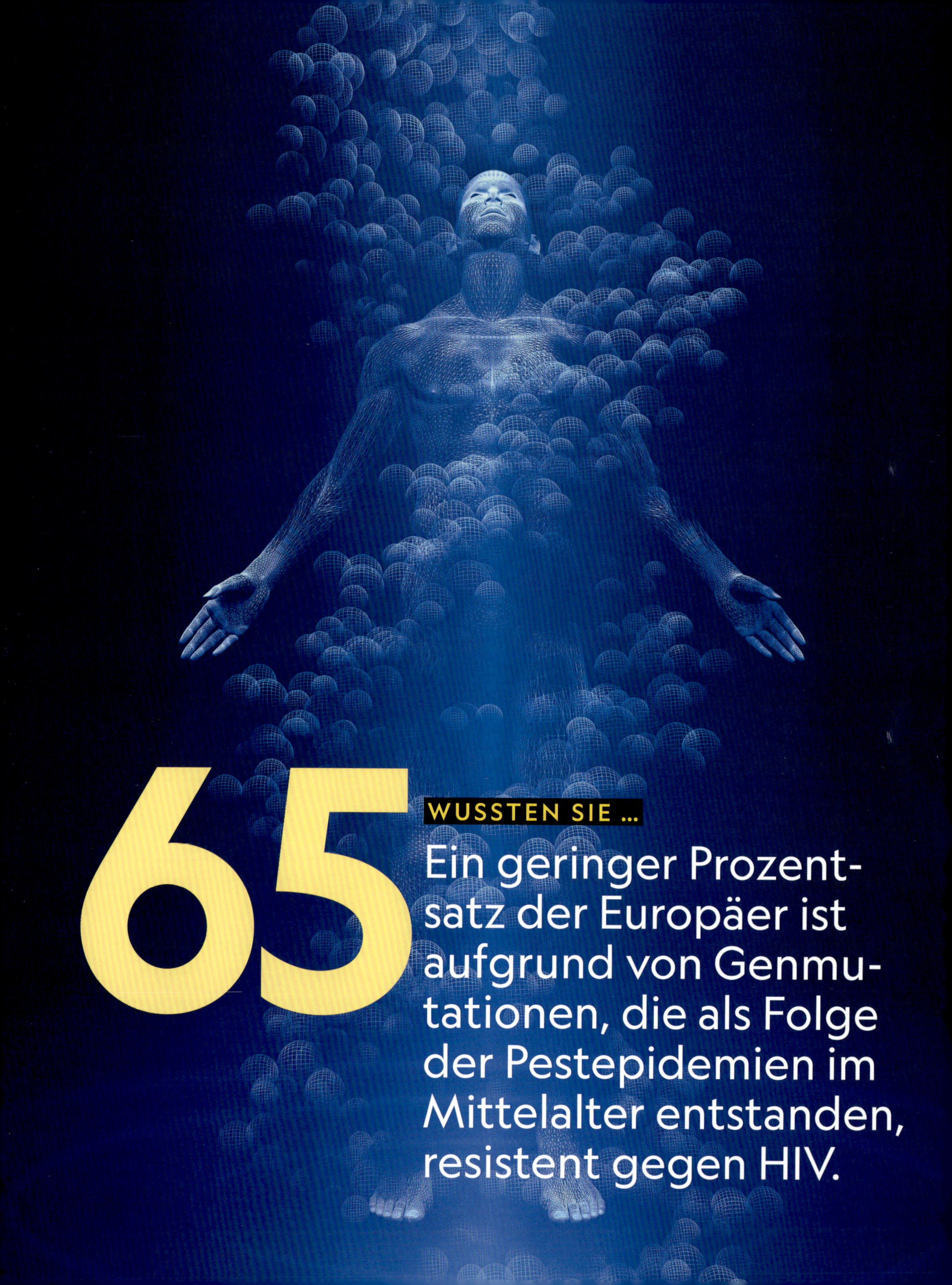

65

WUSSTEN SIE …

Ein geringer Prozentsatz der Europäer ist aufgrund von Genmutationen, die als Folge der Pestepidemien im Mittelalter entstanden, resistent gegen HIV.

KAPITEL VIER

GENTECHNIK AM WERK

Im Herbst 2018 verkündete der chinesische Wissenschaftler He Jiankui per *YouTube*, er habe die weltweit ersten gentechnisch veränderten Babys geschaffen, nachdem er die genmanipulierten Embryonen in die Gebärmutter ihrer Mutter verpflanzt hatte. Durch Veränderung des Erbguts habe er die Zwillingsmädchen resistent gegen den Aidserreger machen wollen. Auch wenn He den Nachweis bis heute schuldig blieb und der angebliche Eingriff international scharf verurteilt wurde, zeigt er den schmalen Grat, auf dem sich Gentechnik bewegt. In den meisten Ländern, darunter Deutschland und die USA, sind Manipulationen an menschlichem Erbgut verboten, da man befürchtet, Wissenschaftler könnten eines Tages Babys gezielt im Hinblick auf bestimmte Merkmale manipulieren. Die Risiken gelten als kaum abschätzbar. Und die Veränderungen werden an nachfolgende Generationen weitergegeben.

Trotz der Kontroverse arbeiten Forscher bereits an neuen Anwendungsmöglichkeiten der Gentechnik – auch mit Blick auf das menschliche Erbgut. He Jiankui steht aber nicht mehr an ihrer Front. Wegen illegaler Genmanipulation verurteilte ihn die chinesische Regierung zu drei Jahren Haft und einer Geldstrafe.

Experiment

Warum sehen Sie anders aus als Ihre Eltern?

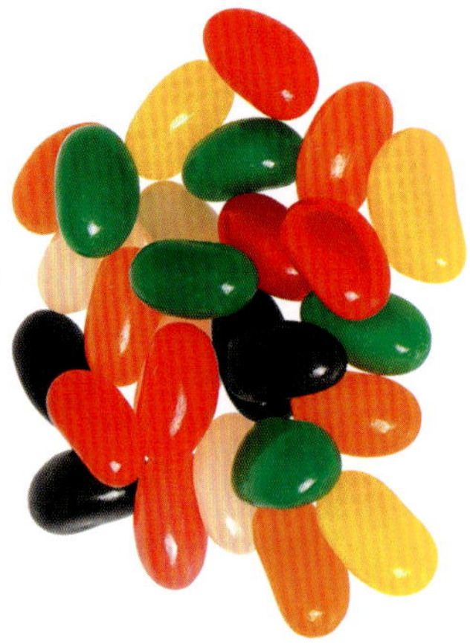

Haben Sie sich je gefragt, warum Sie nicht genauso aussehen wie Ihre Eltern? Dieses Experiment wird Ihnen demonstrieren, warum das so ist. Zunächst benötigen Sie einen Partner des anderen Geschlechts. Dann werden wir herausfinden, welche Merkmale Ihr gemeinsames Kind aufweisen könnte.

Was man benötigt

- ☐ acht Brotzeittüten
- ☐ zwei Zahnstocher
- ☐ eine Handvoll roter Geleebohnen (repräsentieren dominante Allele für das Zungenrollen)
- ☐ eine Handvoll rosafarbener Geleebohnen (repräsentieren rezessive Allele für das Zungenrollen)
- ☐ eine Handvoll violetter Geleebohnen (repräsentieren dominante Allele für lange Wimpern)
- ☐ eine Handvoll weißer Geleebohnen (repräsentieren rezessive Allele für kurze Wimpern)
- ☐ eine Handvoll orangefarbener Geleebohnen (repräsentieren dominante Allele für frei hängende Ohrläppchen)
- ☐ eine Handvoll gelber Geleebohnen (repräsentieren rezessive Allele für angewachsene Ohrläppchen)
- ☐ eine Handvoll schwarzer Geleebohnen (repräsentieren dominante Allele für die Augenfarbe)
- ☐ eine Handvoll blauer Geleebohnen (repräsentieren rezessive Allele für die Augenfarbe)

Blättern Sie jetzt die Seite um.

Was zu tun ist

Schritt 1
Sie und Ihr Partner wählen für jedes der vier beschriebenen Merkmale zufällig zwei Geleebohnen aus, die ein Allelpaar dieses Merkmals darstellen. Pro Merkmal können Sie also zwei dominante Allele, zwei rezessive Allele oder ein dominantes und ein rezessives Allel kombinieren. Die beiden ausgewählten Allele stellen Ihren Genotyp dar (der Genotyp ist die genetische Ausstattung eines Individuums). Notieren Sie Ihren Genotyp und den Ihres Partners auf einem Blatt Papier.

Schritt 2
Geben Sie jedes Paar Geleebohnen in eine separate Papiertüte und beschriften Sie diese mit Ihrem Namen und dem entsprechenden Merkmal: pro Person eine Tüte für die roten und rosa Bohnen, die für das Merkmal Zungenrollen stehen; je eine weitere Tüte für die violetten und weißen Bohnen (Wimpernlänge), für die orangefarbenen und gelben Bohnen (Ohrläppchen) und für die schwarzen und blauen Bohnen (Augenfarbe). Am Ende hat jede Person vier Tüten mit jeweils einem Bohnenpaar vor sich.

Schritt 3
Ohne hinzuschauen, wählen Sie jetzt aus jeder Ihrer Tüten eine Geleebohne aus. Vor Ihnen liegen nun acht Bohnen: vier vor Ihnen und vier vor Ihrem Partner. Sie stellen die genetische Ausstattung einer Ihrer Keimzellen - also einer Ei- bzw. Samenzelle - dar.

Schritt 4
Sortieren Sie die acht Geleebohnen in vier Paare von jeweils zusammengehörigen Allelen und spießen Sie diese auf einen Zahnstocher. Dies ist eine von vielen Merkmalskombinationen, die bei der Verschmelzung von Ei- und Samenzelle an das Kind weitergegeben werden kann.

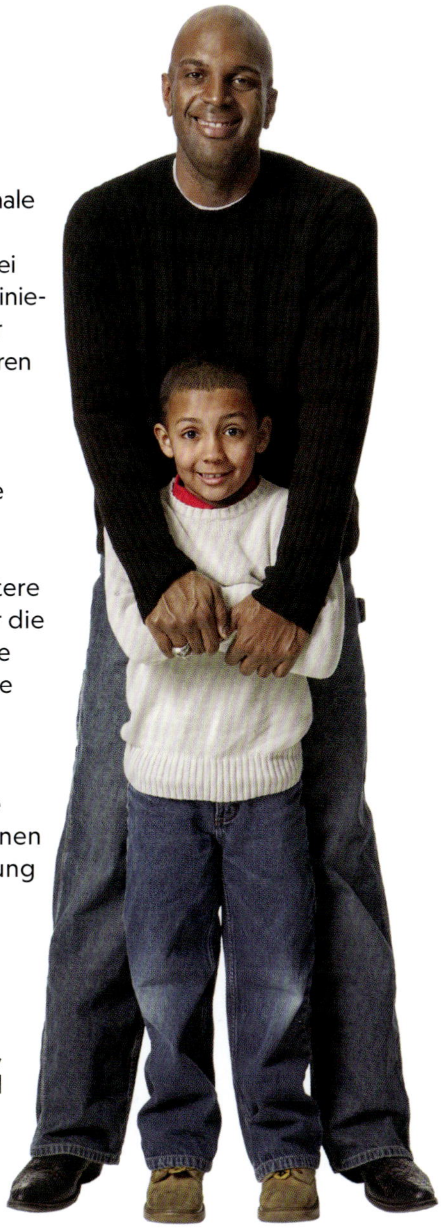

66

WUSSTEN SIE ...

Die erste erfolgreiche Sequenzierung des menschlichen Genoms im Jahr 2003 wies eine Genauigkeit von 99,99 Prozent auf.

Was ist passiert

Sie und Ihr Partner haben jeweils ein Chromosom hergestellt, das den einfachen Chromosomensatz einer Ei- bzw. Samenzelle repräsentiert und ein Allel von jedem der vier Merkmale enthält. Vater und Mutter geben von jedem Gen jeweils eine Version an ihr Kind weiter. Ein Gen birgt möglicherweise Anweisungen für braunes Haar, ein anderes für blondes. Das eine Gen kann dominant, das andere rezessiv sein. Schauen Sie sich die beiden Geleebohnen-Chromosomen an und bestimmen Sie, welche Merkmale Ihr Kind voraussichtlich erbt.

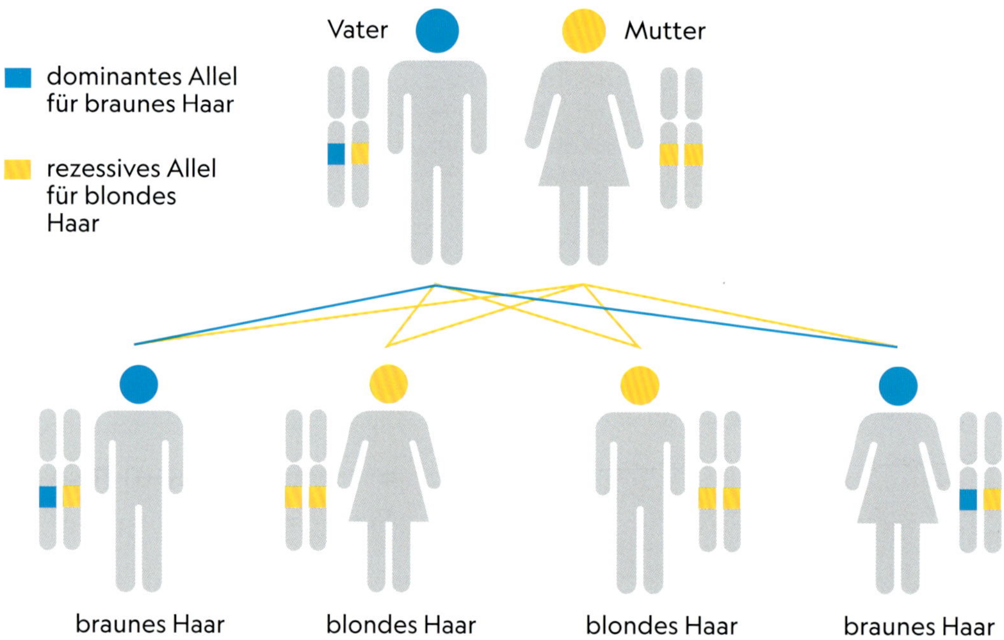

ALLES EINE FRAGE DER ALLELE
Jedes Elternteil besitzt zwei Allele; das Kind erbt von jedem Elternteil ein Allel. Manche Allele sind rezessiv, andere dominant. Welches Merkmal beim Kind zur Ausprägung kommt, hängt von der Kombination der Allele ab.

WUSSTEN SIE ...

67 Forscher haben mithilfe gentechnischer Methoden einen **schnell wachsenden Lachs** hergestellt, der 2017 in den Lebensmittelhandel kam.

68 Wissenschaftler vermuten, dass man den **Menschen** nicht genetisch **programmieren kann**, länger als **120 Jahre** zu leben.

69 **Kraken und Kalmare** können ihre eigenen **Gene editieren**.

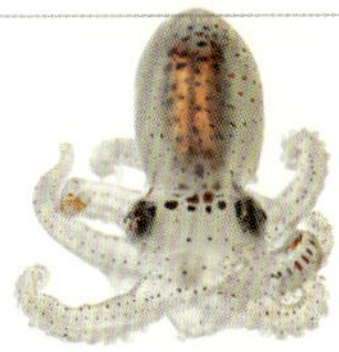

70 Menschen besitzen **weniger Gene als Nematoden**.

71 **Rote Blutkörperchen enthalten keine DNA**, beim Reifen verlieren sie ihren Zellkern. verlieren.

72 Einer hessischen **Lehrerin wurde der Beamtenstatus verweigert**, weil ihr Vater an **Chorea Huntington** litt und sie sich keinem Gentest unterziehen wollte. Die Frau **klagte** vor dem Verwaltungsgericht und **gewann**.

73 Im Jahr 2002 **entschlüsselten** Wissenschaftler das **erste Genom eines Säugetiers** – einer Maus.

74 Bei der **DNA-Replikation** wird jeder **Einzelstrang** zu einem **neuen Doppelstrang** ergänzt.

75 Eine **Genmutation** bewirkt die Anhäufung von **Alkohol-Abbauprodukten** im Körper. Ihretwegen haben manche Menschen nach dem **Genuss von Wein rosige Wangen**.

76 Rosalind Franklins Röntgenbeugungsbilder von **kristallisierten DNA-Fasern** bezeichnen manche als die **„schönsten Röntgenstrukturaufnahmen**, die je von einer Substanz gemacht wurden“.

GENETISCHER FINGERABDRUCK

Der Mörder Colin Pitchfork dachte, er könne ungestraft davonkommen. Im Jahr 1983 vergewaltigte und ermordete er ein 15-jähriges Mädchen in Narborough, England. Drei Jahre später verging er sich an einem weiteren Mädchen im Teenageralter, das er ebenfalls tötete. Die Polizei ermittelte und verhaftete zunächst einen Mann, der für einen der Morde ein falsches Geständnis abgelegt hatte.

Pitchfork wähnte sich schon in Sicherheit, doch im Jahr 1987 sollte er mit dem mächtigsten Zeugen konfrontiert werden, der gegen ihn aussagen würde: seinem DNA-Profil. Die Polizei verwendete dieses als Beweis, um Pitchfork des Mordes zu überführen. Es war das erste Mal, dass ein Kriminalfall mithilfe von DNA-Spuren gelöst wurde.

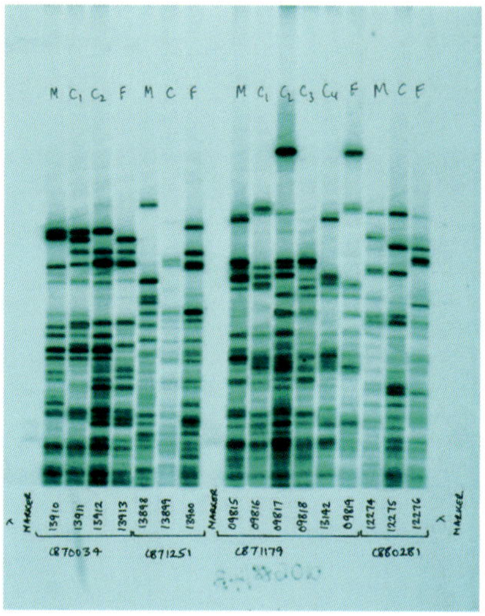

Seitdem hat sich der genetische Fingerabdruck zu einer äußerst zuverlässigen Methode entwickelt,

BANDENMUSTER
Das Bild links zeigt die DNA-Banden eines Autoradiogramms. Jedes Individuum besitzt ein spezifisches Bandenmuster; miteinander verwandte Personen haben allerdings einzelne Banden gemeinsam. Die Bandenmuster dieses genetischen Fingerabdrucks sind entsprechend ihrer Herkunft mit den Buchstaben M (Mutter), C (Kind) und F (Vater) markiert.

HAARSPALTEREI
Zur Aufklärung von Verbrechen und Identifizierung von Opfern verwenden Forensiker häufig DNA, die sie aus Haarwurzeln, Körperflüssigkeiten oder Hautzellen gewinnen.

77

WUSSTEN SIE ...

Mittels genetischem Fingerabdruck wurden verwandte Spezies des gefährdeten Kalifornischen Kondors identifiziert.

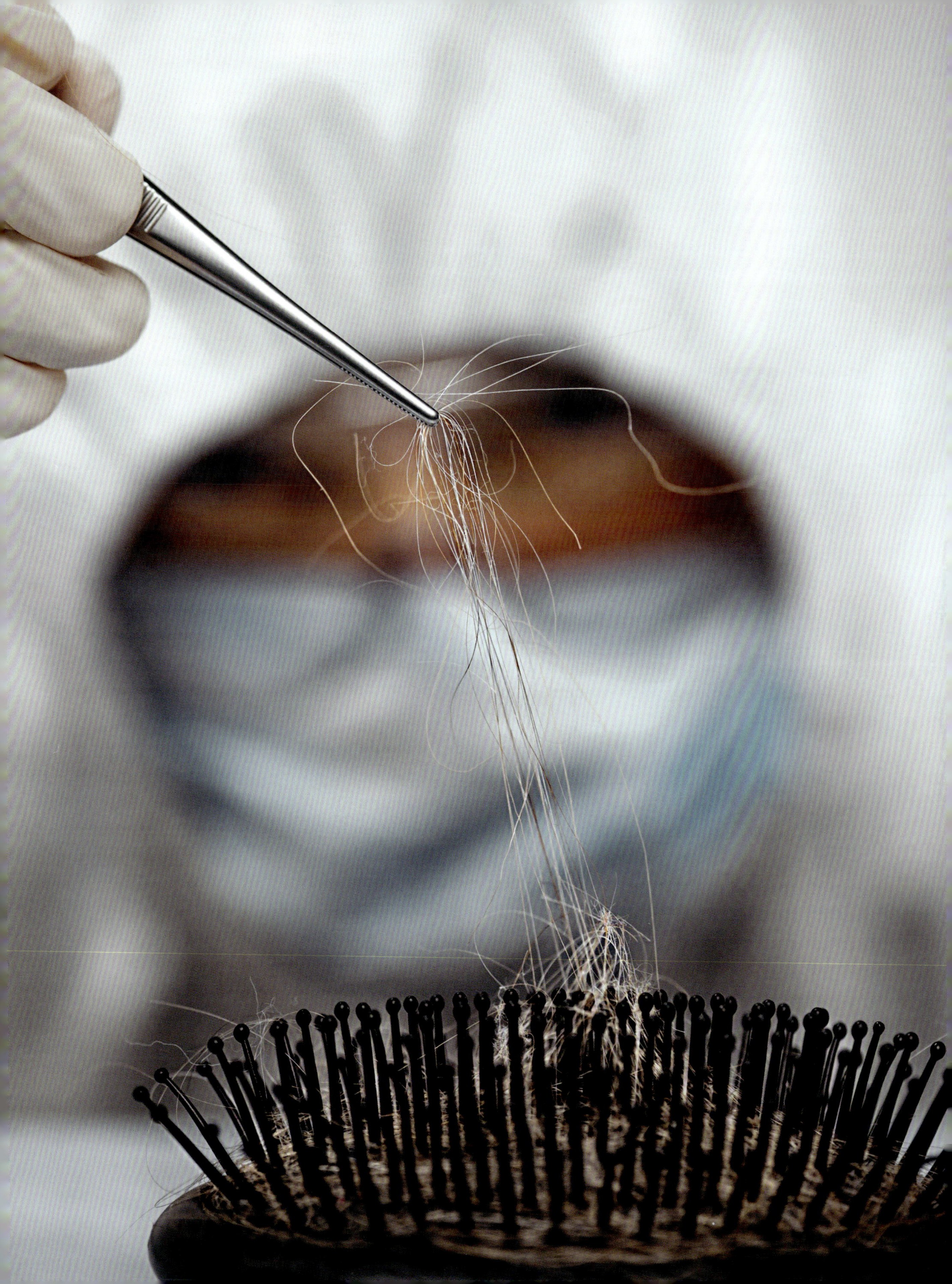

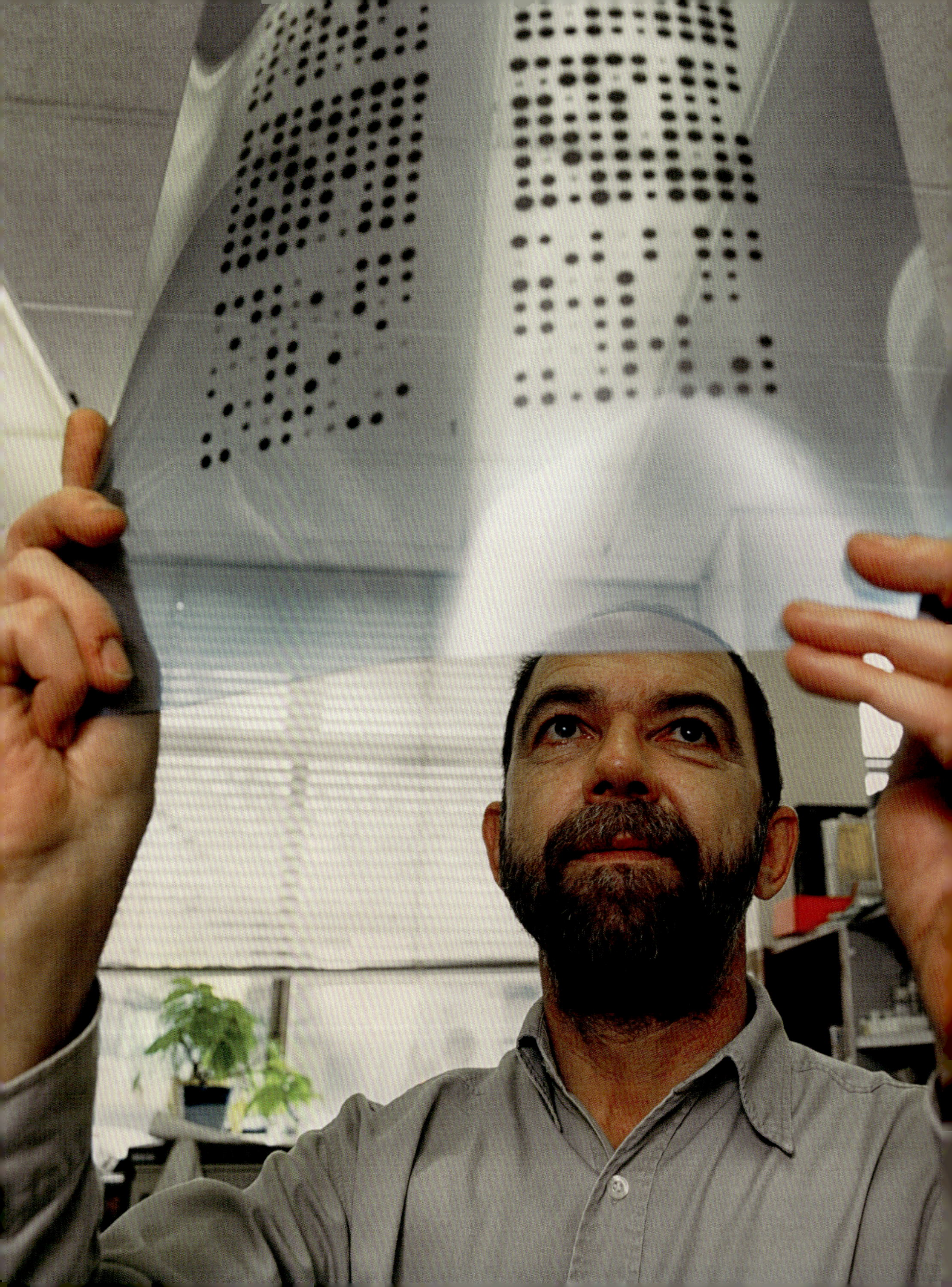

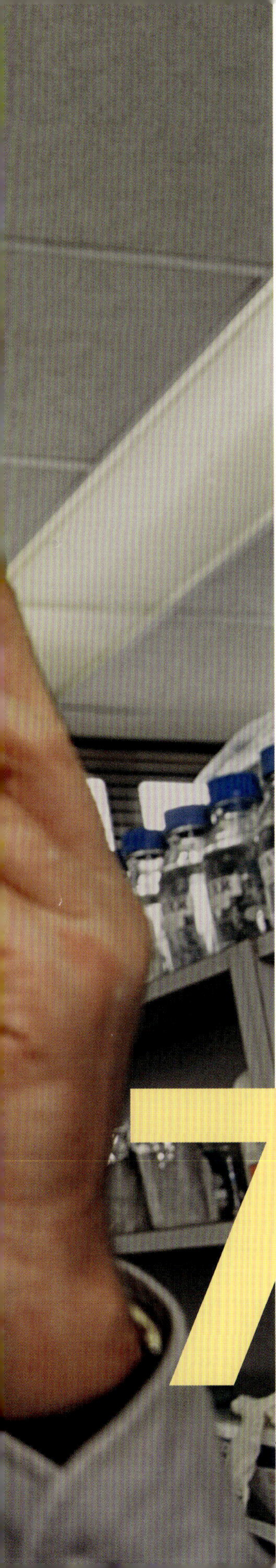

um ungeklärte Kriminalfälle zu lösen, fälschlicherweise Verurteilte zu entlasten, Verbrechensopfer zu identifizieren und Kriminelle hinter Gitter zu bringen. Denn die DNA lügt nicht.

Ein Zufallsfund

Entdeckt wurde der genetische Fingerabdruck durch einen Zufall. Als der britische Wissenschaftler Alec Jeffreys Anfang der Achzigerjahre die genetischen Unterschiede zwischen einzelnen Arten untersuchte, stieß er auf eine kurze DNA-Sequenz aus etwa 15 Nukleotiden, die sich ständig wiederholte: den elementaren Struktureinheiten der DNA. Jeffreys folgerte, dass das „Profil einen individuenspezifischen DNA-‚Fingerabdruck' liefert".

Heute wird der genetische Fingerabdruck, der auch als DNA-Profiling bezeichnet wird, in mannigfacher Weise eingesetzt. Nicht nur, um Verbrecher zu überführen, sondern auch, um die etwa unter einem Parkplatz liegenden sterblichen Überreste eines Menschen aus dem Mittelalter zu identifizieren – wie im Fall des englischen Königs Richard III.

Auch in der Medizin macht man sich den genetischen Fingerabdruck zunutze. Zu den Anwendungsmöglichkeiten zählen das Abgleichen der Gewebe von Organspendern und Personen, die ein Transplantat benötigen, oder die Identifizierung von Krankheiten, die von einer Generation an die nächste weitergegeben werden.

Alles, was zur Herstellung eines DNA-Profils nötig ist, sind Zellen. Labortechniker extrahieren daraus DNA und schneiden diese nachfolgend in kleinere Stücke, um jene Abschnitte zu erhalten, in denen sich die Basensequenzen wiederholen. Indem sie ein DNA-Profil mit dem anderen vergleichen, können Wissenschaftler bestimmte Fragestellungen mit einem hohen Maß an Genauigkeit und Zuverlässigkeit beantworten.

DNA-DEUTER

Der britische Genetiker Alec Jeffreys, hier in seinem Labor, ist Entdecker und Taufpate des genetischen Fingerabdrucks.

78

WUSSTEN SIE ...

Forscher können adulte Zellen so programmieren, dass sie sich wie Stammzellen verhalten.

IM ANGESICHT DES TÄTERS

Stellen Sie sich eine grausige Szene vor: ein blutüberströmter Körper auf dem Boden, daneben ein Messer, die Kehle des Opfers durchschnitten. Überall ist Blut: auf den Möbeln, den Vorhängen, dem Küchenfußboden. Stühle sind umgeworfen, Gläser zersplittert, Tische umgestoßen. Das Opfer hatte heftigen Widerstand geleistet, bevor es starb.

Ein Spurensicherungsteam der Polizei trifft ein und beginnt mit seinen Ermittlungen. Die Mitarbeiter entdecken Blutspuren, die nicht zum Opfer gehören. Sie sammeln dieses wichtige Beweismaterial ein und bringen es rasch ins Labor, wo Techniker die darin enthaltene DNA sequenzieren – in der Hoffnung, den Fall bald aufklären zu können. Doch die Polizeibeamten gewinnen aus dieser Probe mehr als nur die DNA-Sequenz. Kurze Zeit später liegt ihnen ein hochauflösendes dreidimensionales Bild vor – ein genetisches Fahndungsfoto, das zeigt, wie der Täter aussehen könnte.

Dies ist nicht irgendein Hollywood-Thriller, sondern Realität. Neue biometrische Technologien haben das Potenzial, die Polizeiarbeit und andere Tätigkeiten grundlegend zu verändern. Biometrische Verfahren sind eine Möglichkeit zur wissenschaftlichen Authentifizierung der Identität von Personen. Den meisten von uns ist bekannt, dass die Biometrie Menschen anhand ihrer Fingerabdrücke, Stimme, Gesichtszüge, Iris, Handvenenmuster und Handgeometrie identifizieren kann. Tag für Tag nutzen wir biometrische Methoden, um unsere Smartphones

NEUE TECHNOLOGIE
Mithilfe einer neuartigen DNA-Technologie sind Forensiker bei der Polizei in der Lage, hochauflösende Bilder herzustellen, die das potenzielle Aussehen eines Täters oder Opfers wiedergeben.

79

WUSSTEN SIE ...

In nicht mal zehn Jahren werden Forscher ein gesamtes Genom binnen weniger Stunden sequenzieren können.

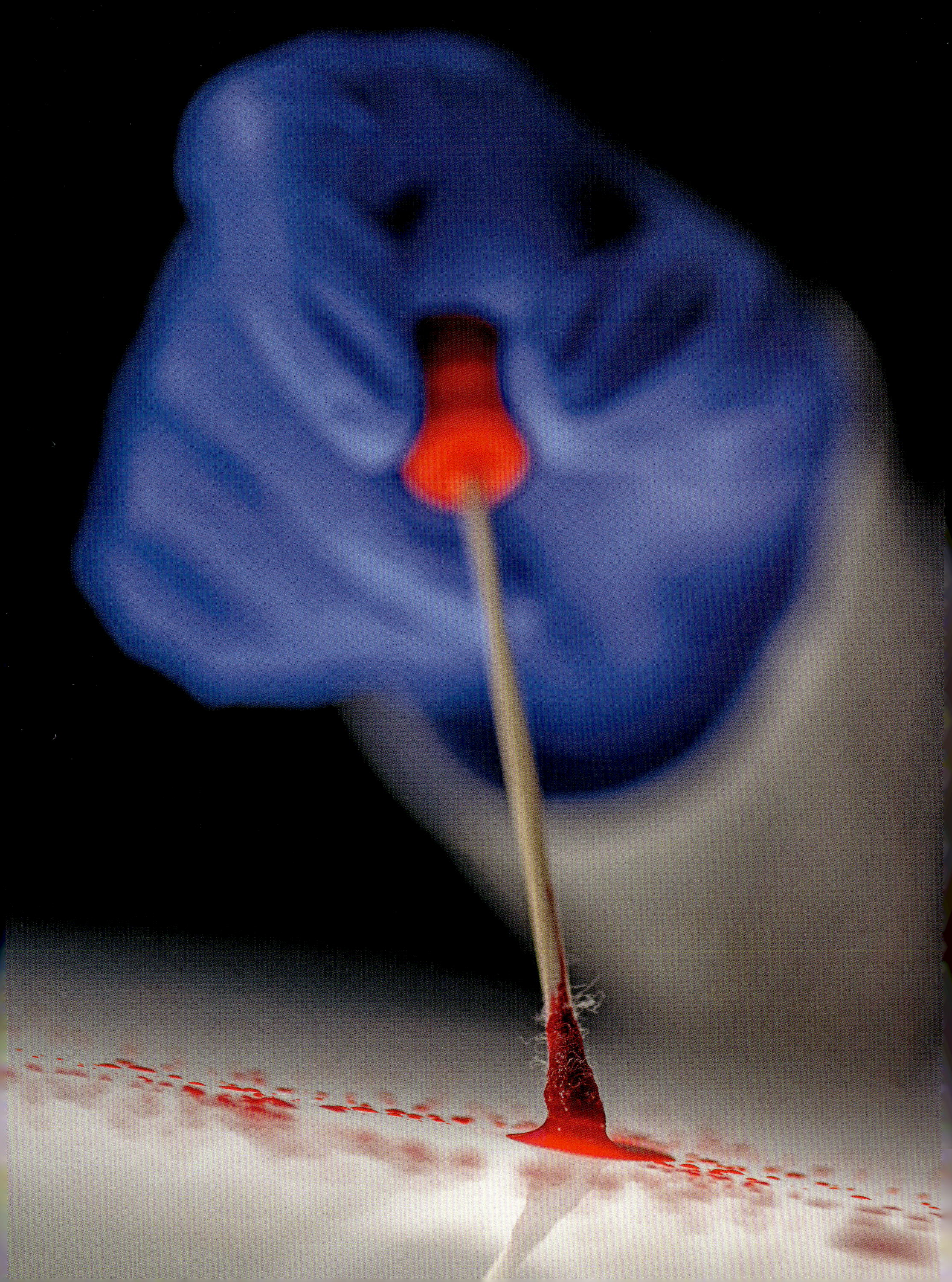

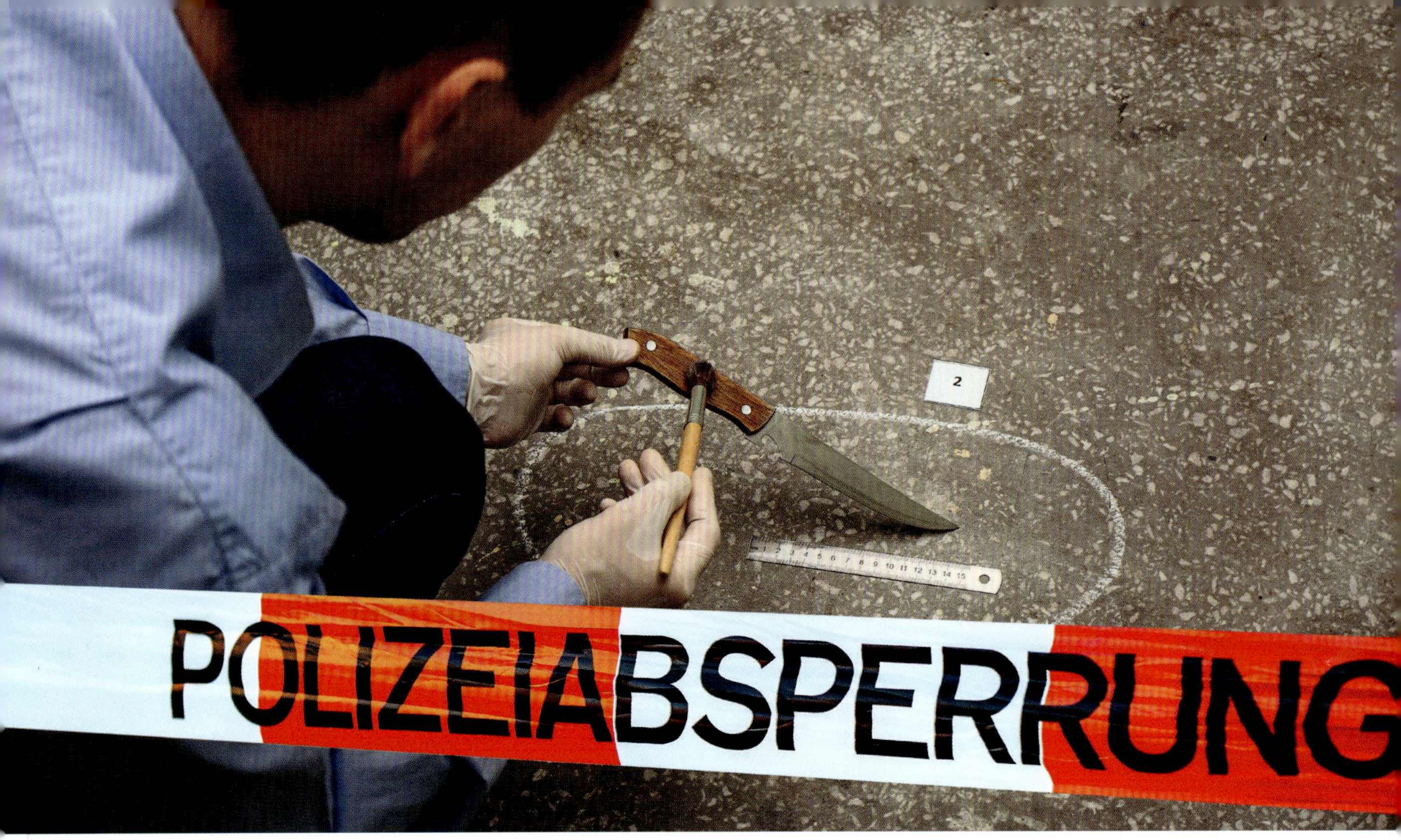

zu entsperren, Bürotüren aufzuschließen und am Flughafen unsere Identität zu verifizieren.

Aufklärung von Verbrechen

Die Polizei und andere Institutionen setzen inzwischen zunehmend auf Biometrie mithilfe von DNA, die ihnen die Identifizierung von Personen anhand deren Genmaterials erlaubt. Mittels genetischer Marker, die etwa in Blut, Speichel und Sperma enthalten sind, können Ermittler über Computeranalysen ein Bild des Täters oder Opfers anfertigen. Sogar Details wie Augen-, Haut- und Haarfarbe, Gesichtszüge und andere Erkennungsmerkmale lassen sich so bestimmen.

Die Algorithmen, die Wissenschaftler zur Erzeugung dieser Bilder anwenden, sind hochpräzise. Sie ermitteln neben Alter, Größe und Gewicht einer Person sogar deren Body-Mass-Index, vorausgesetzt, DNA-Material steht zur Verfügung.

In der kanadischen Provinz Alberta setzte die Polizei von Calgary biometrische Verfahren ein, um das Aussehen der Mutter eines Babys zu rekonstruieren, das man tot in der Nähe eines Müllcontainers gefunden hatte. Und im Jahr 2018 enthüllte die Polizei im US-Bundesstaat Washington das Bild eines Verdächtigen in einem 30 Jahre zurückliegenden Mordfall.

Weil sie eine zuverlässigere Identifizierung ermöglicht, ist die DNA-Biometrie anderen Biometrieverfahren überlegen. Auch sind diese Informationen lebenslang unveränderlich. Sie bestehen sogar über den Tod hinaus.

TECHNIK AM TATORT
Wenn sie im Rahmen der Spurensicherung DNA-Beweismaterial sammeln, müssen Kriminaltechniker sorgfältig arbeiten, um Kontaminationen zu vermeiden.

80

WUSSTEN SIE …

Das Laron-Syndrom ist eine Erbkrankheit, bei der der Körper Wachstumshormone nicht verwerten kann.

Der DNA-Schnellcheck

2017 gaben Wissenschaftler der Columbia University bekannt, sie hätten durch Kombination von Standard-Computertechnologien und einem neuen Softwareprogramm eine Möglichkeit zur schnellen und exakten Identifizierung von Personen anhand von deren DNA entwickelt. Die neue Technologie könnte zum Aufspüren kontaminierter Zelllinien bei Experimenten in der Krebsforschung eingesetzt werden und damit, so die Hoffnung, Millionen von Menschenleben retten.

Die Software befindet sich in einem kleinen Kästchen von der Größe einer Kreditkarte. Das Gerät „MinION" extrahiert DNA-Stränge aus Körperzellen und sequenziert im Anschluss willkürlich ausgewählte Nukleotidketten in gerade einmal drei Sekunden. Mittels eines speziellen Algorithmus führen die Wissenschaftler dann zufällige Vergleiche zwischen diesen Sequenzen und anderen, in Onlinedatenbanken enthaltenen genetischen Profilen durch. Auf diese Weise lässt sich die Identität einer Person binnen weniger Minuten feststellen.

Die Technik kann nicht nur die Identifizierung von Katastrophenopfern deutlich erleichtern. Ihre Entwickler sehen die vielversprechendste Anwendungsmöglichkeit in der Authentifizierung von Zelllinien in der experimentellen Forschung. Um dieses Potenzial zu veranschaulichen, glichen die Forscher rasch eine Probe von Leukämiezellen mit einer Referenzdatei in einer Onlinedatenbank für Krebszellen ab. Als sie die Leukämiezellen daraufhin mit anderen Zellkulturen kontaminierten, erkannte die Technologie die Verunreinigung.

In der Forschung könnte schnelle und preisgünstige DNA-Diagnostik die Kosten massiv reduzieren. US-amerikanische Forschungsinstitute und Universitäten geben jährlich mehr als 25 Milliarden Euro für Studien aus, die aufgrund von falsch identifizierten oder kontaminierten Zelllinien nicht reproduzierbar sind. Da die Ausrüstung zur Überprüfung von Zelllinien mit gängigen Methoden sehr teuer ist, verzichten Wissenschaftler häufig auf entsprechende Kontrollen. Mit der kleinen Prüfbox könnte sich das nun ändern.

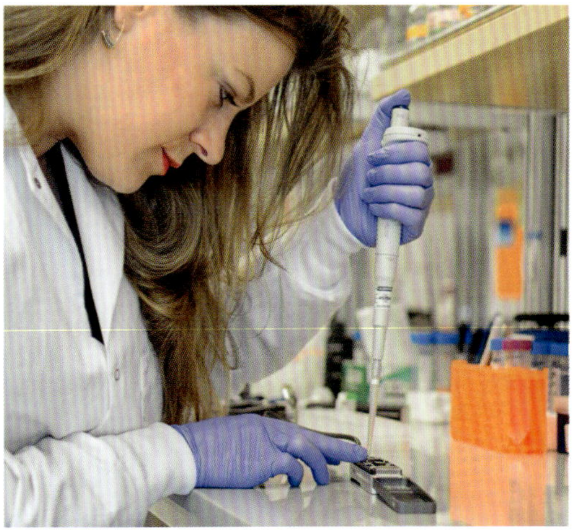

DIE DNA DES UNGEBORENEN

Jedes Jahr lassen Tausende von Frauen im Frühstadium einer Schwangerschaft ihr Ungeborenes genetisch testen. Zu den neueren Methoden zählt die Untersuchung der sogenannten zellfreien fetalen DNA, die auch als nicht-invasiver Pränataltest (NIPT) bezeichnet wird. Das Verfahren ist einfach durchzuführen und erfordert lediglich eine Blutprobe der werdenden Mutter ab der vollendeten zehnten Schwangerschaftswoche.

Als der neue Test 2011 auf den Markt kam, wurde er als Durchbruch in der Pränataldiagnostik gefeiert. Denn anders als die bis dahin üblichen vorgeburtlichen Verfahren, bei denen Fruchtwasser oder Plazentagewebe entnommen werden musste, ist der NIPT nicht-invasiv und damit weniger gefährlich. Mit einer Nachweisrate von 99 Prozent etwa für das Down-Syndrom ist er ähnlich zuverlässig wie die invasiven Methoden. Kein Pränataltest liefert jedoch zu 100 Prozent genaue Resultate. Bei einem positiven Testergebnis werden Ärzte daher zur Bestätigung eine der anderen Untersuchungen empfehlen.

Der NIPT funktioniert wie folgt: Im Blutkreislauf aller schwangeren Frauen schwimmen Schnipsel von Plazenta-DNA, die der Mutterkuchen während der ersten Schwangerschaftswochen freisetzt. Die Plazenta versorgt den heranwachsenden Fötus mit Sauerstoff und Nährstoffen. Der Test ermöglicht es Wissenschaftlern, die DNA-Fragmente des Fötus im Blut der Mutter zu untersuchen, nachdem diese zuvor von der mütterlichen

81

WUSSTEN SIE …

Die Blutgruppe eines Menschen wird ausschließlich von dessen Genen bestimmt.

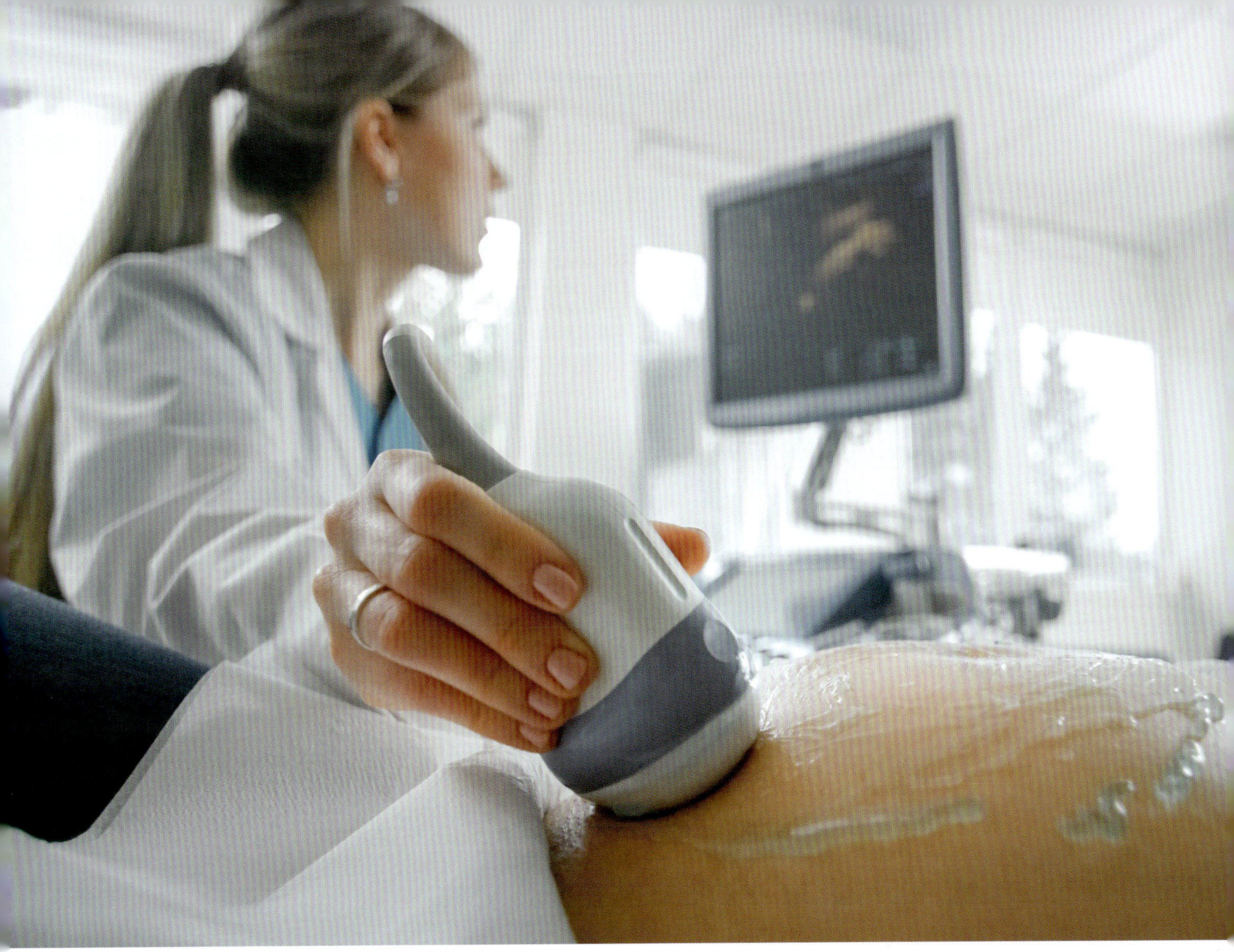

LEICHTERE DIAGNOSE
Neue technologische Fortschritte, etwa die Untersuchung von zellfreier fetaler DNA, haben die Früherkennung von bestimmten genetischen Störungen beim Fötus einfacher und sicherer gemacht.

DNA abgegrenzt wurden. Auf diese Weise können die Forscher bestimmen, ob eine zusätzliche Kopie eines fetalen Chromosoms vorliegt, das auf ein erhöhtes Down-Syndrom-Risiko beim Kind hindeuten könnte.

Ärzte empfehlen den Test vor allem jenen Frauen, deren Schwangerschaften aufgrund des fortgeschrittenen Alters der Mutter, einer familiären Vorbelastung hinsichtlich genetischer Anomalien oder anderer Faktoren als risikoreich eingestuft werden.

Aktuell erstatten die gesetzlichen Krankenkassen in Deutschland die Kosten des NIPT, dessen Ergebnisse in der Regel nach maximal zehn bis 14 Tagen vorliegen, noch nicht. Laut Beschluss des Gemeinsamen Bundesausschusses (G-BA) soll der nicht-invasive molekulargenetische Test in begründeten Einzelfällen und nach ärztlicher Beratung jedoch voraussichtlich ab Ende 2020 als Kassenleistung anerkannt werden.

Allerdings können mit diesem Test andere genetische Störungen als das Down-Syndrom – etwa Cystische Fibrose oder Sichelzellanämie – nicht aufgespürt werden.

DAS BRCA-GEN UND DER KREBS

Schauspielerin Angelina Jolie schockierte die Welt, als sie 2013 ihre Entscheidung bekannt gab, sich in einer prophylaktischen Mastektomie beide Brüste entfernen zu lassen. Jolie, damals 37 Jahre alt, war zuvor positiv auf eine Mutation im BRCA1-Gen getestet worden, die ihr Risiko, an Brustkrebs zu erkranken, signifikant erhöhte. Da ihre Mutter im Alter von 56 Jahren an Eierstockkrebs gestorben war, beschloss Jolie, sich vorsorglich operieren zu lassen.

„Meine Ärzte schätzten mein Risiko, an Brustkrebs zu erkranken, auf 87 Prozent und das Risiko eines Ovarialkarzinoms auf 50 Prozent ein, obwohl dieses Risiko von Frau zu Frau unterschiedlich ist", schrieb Jolie 2013 in einem Gastkommentar in der *New York Times*. „Nur ein kleiner Teil

BRCA1

Dieses Computerbild einer Brustkrebspatientin zeigt einen Tumor (rosa) in ihrer rechten Brust. Eine Mutation im BRCA1-Gen erhöht das Risiko für Brustkrebs.

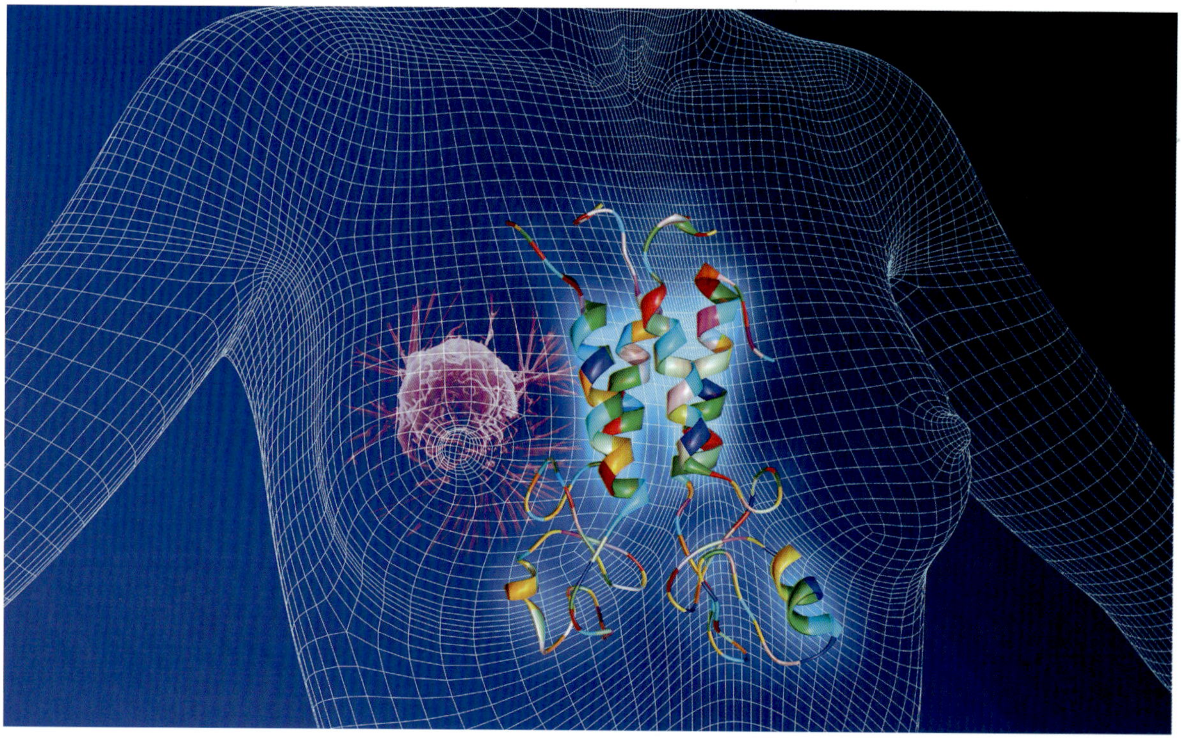

82

WUSSTEN SIE …

Forscher können im Labor künstliche menschliche Haut für Transplantationszwecke züchten.

aller Brustkrebsfälle geht auf eine vererbbare Genmutation zurück. Durchschnittlich erkranken 65 Prozent aller Frauen, die ein defektes BRCA1-Gen haben."

Die BRCA1-Mutation

Normalerweise unterdrückt ein intaktes BRCA1-Gen die Bildung von Tumoren. Im Zusammenspiel mit anderen Proteinen repariert das von ihm codierte Protein schadhafte DNA-Stränge. Solche DNA-Schäden können durch Umweltfaktoren wie Strahlen- oder Giftstoffbelastung verursacht werden. Weist das BRCA1-Gen eine Mutation auf, kann es seine Reparaturaufgaben nicht mehr ordnungsgemäß ausführen und begünstigt so die Entstehung von Krebszellen. Eine Frau, bei der dieses Gen mutiert ist, besitzt ein erhöhtes Risiko für Brust- und Eierstockkrebs.

Bei Angelina Jolie bestand nicht nur ein hohes Brustkrebsrisiko; auch ihre Wahrscheinlichkeit, an Eierstockkrebs zu erkranken, betrug 50 Prozent. Die Schauspielerin unterzog sich weiteren Tests, um zu erfahren, ob sie bereits an dieser Erkrankung litt. Obwohl die Ergebnisse negativ ausfielen, entschied sich Jolie zwei Jahre nach der Mastektomie, auch ihre Eierstöcke und Eileiter entfernen zu lassen. Eine drastische Maßnahme.

Sowohl Männer als auch Frauen tragen das BRCA1-Gen und seinen nahen Verwandten, BRCA2, in ihrem Erbgut. Obwohl die Mutation von jedem Elternteil an die Nachkommen weitergegeben werden kann, tritt sie in der Bevölkerung relativ selten auf. In den USA ist bei einer von 400 Personen das BRCA1- oder BRCA2-Gen mutiert; einige ethnische Gruppen weisen eine höhere Prävalenz auf. Laut Empfehlungen der Mayo Clinic sollte man sich testen lassen, wenn

- bei einem Familienmitglied bereits in jungen Jahren Brustkrebs festgestellt wurde,
- eine familiäre Vorbelastung bezüglich Krebserkrankungen besteht, die beide Brüste betreffen,
- eine familiäre Vorbelastung in Bezug auf Brust- oder Eierstockkrebs besteht,
- ein männlicher Verwandter mit Brustkrebs diagnostiziert wurde,
- eine verwandte Person eine Mutation im BRCA1- oder BRCA2-Gen aufweist oder
- man osteuropäischer jüdischer Herkunft ist.

SOLLTEN SIE EINEN GENBERATER AUFSUCHEN?

Die Genetik hat Wissenschaftlern und Ärzten neue Wege aufgezeigt, um Krankheiten zu bekämpfen oder aufzuhalten, bevor sie uns krank machen können. Sie hat es den Menschen ermöglicht, die genetischen Anomalien zu kennen, die vielleicht in ihrem Körper lauern, und zugleich zu erfahren, über welche von ihnen sie sich keine Sorgen machen müssen.

Experten antworten

Wenn Sie die Krankengeschichten Ihrer Familienmitglieder verfolgen, werden Sie sich vielleicht fragen, ob Sie sich oder Ihre Kinder auf etwaige genetische Veränderungen untersuchen lassen sollten. Oder Sie möchten sich über die verschiedenen Formen von Gentherapien informieren. Womöglich fragen Sie sich, ob Ihr ungeborenes Kind eine Veranlagung zu bestimmten genetisch bedingten Erkrankungen aufweisen könnte.

Zum Glück gibt es Experten, die auf diese Fragen eine Antwort wissen. Mit zunehmender Etablierung der Genetik in unserer Gesellschaft ist auch das Angebot an genetischen Beratungen gestiegen. Verglichen mit anderen Ländern ist das hiesige Angebot an humangenetischer Beratung allerdings überschaubar. Die Deutsche Gesellschaft für Humangenetik listet etwas über 300 humangenetische Beratungsstellen in allen 16 Bundesländern auf. Viele von ihnen sind an Krankenhäuser und Universitätskliniken angegliedert, andere an Labors oder Praxen von niedergelassenen Ärzten. Genetische Berater sind hierzulande zumeist Mediziner, die den Facharzt in Humangenetik absolviert haben, bisweilen auch Biologen, die sich zum Fachhumangenetiker weitergebildet haben. Seit

ENGE BANDE
Je näher Partner miteinander verwandt sind, desto größer ist ihr Anteil gemeinsamer Gene. Genberatungen klären auch über das Risiko rezessiver Krankheiten bei sogenannten „Verwandten-Ehen" auf.

DIE GENE VERSTEHEN
Eine genetische Beraterin (u.) spricht mit einer Patientin über die Konsequenzen pränataler Gentests.

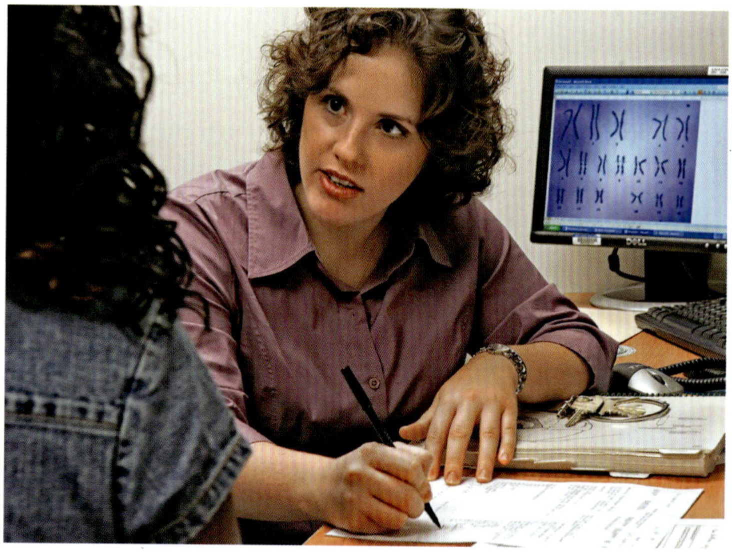

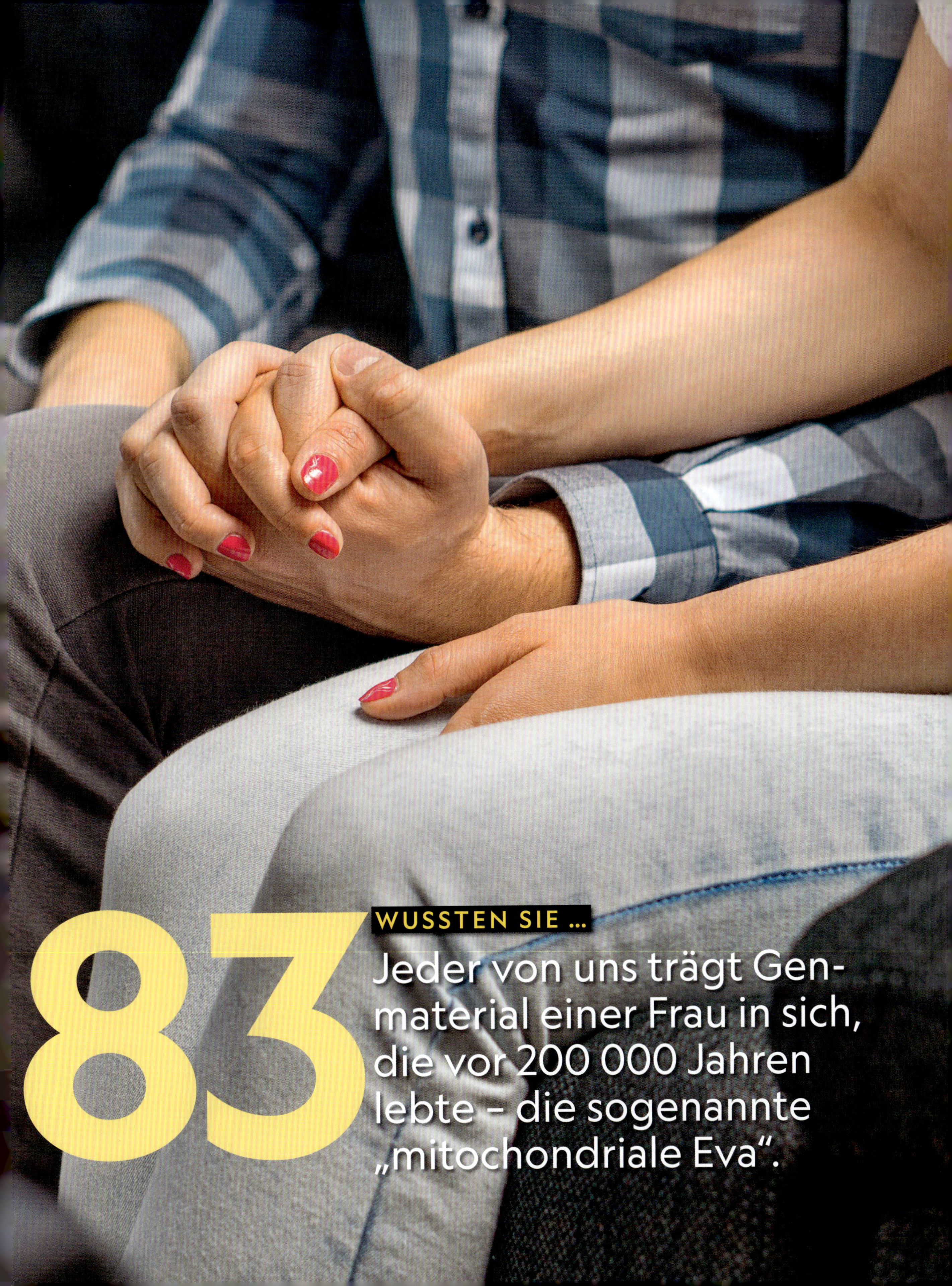

83

WUSSTEN SIE …

Jeder von uns trägt Genmaterial einer Frau in sich, die vor 200 000 Jahren lebte – die sogenannte „mitochondriale Eva“.

84

WUSSTEN SIE …

Britische Forscher haben Hühner gentechnisch so verändert, dass deren Eier Wirkstoffe gegen Krebs enthalten.

Längerem fordert der Berufsverband Deutscher Humangenetiker, auch in Deutschland die akademische Ausbildung zum „Genetic Counsellor" zu etablieren, die in Ländern wie den USA längst üblich ist.

Denn die rasanten methodischen Fortschritte und Erkenntnissprünge in der Humangenetik erhöhen den Beratungsbedarf. In der genetischen Beratung können Sie genetische Erkrankungen diagnostizieren lassen und erhalten Informationen über Verlauf und Therapiemöglichkeiten. Auch wenn es darum geht, genetische Risiken in der Familie abzuschätzen oder auszuschließen, sind Sie hier richtig. Oder wenn Sie sich fragen, ob Sie bei

WISSEN, WAS KOMMT

Fetale Auffälligkeiten im Ultraschall oder kritische Serumwerte bei der werdenden Mutter sind Indikationen für eine genetische Beratung.

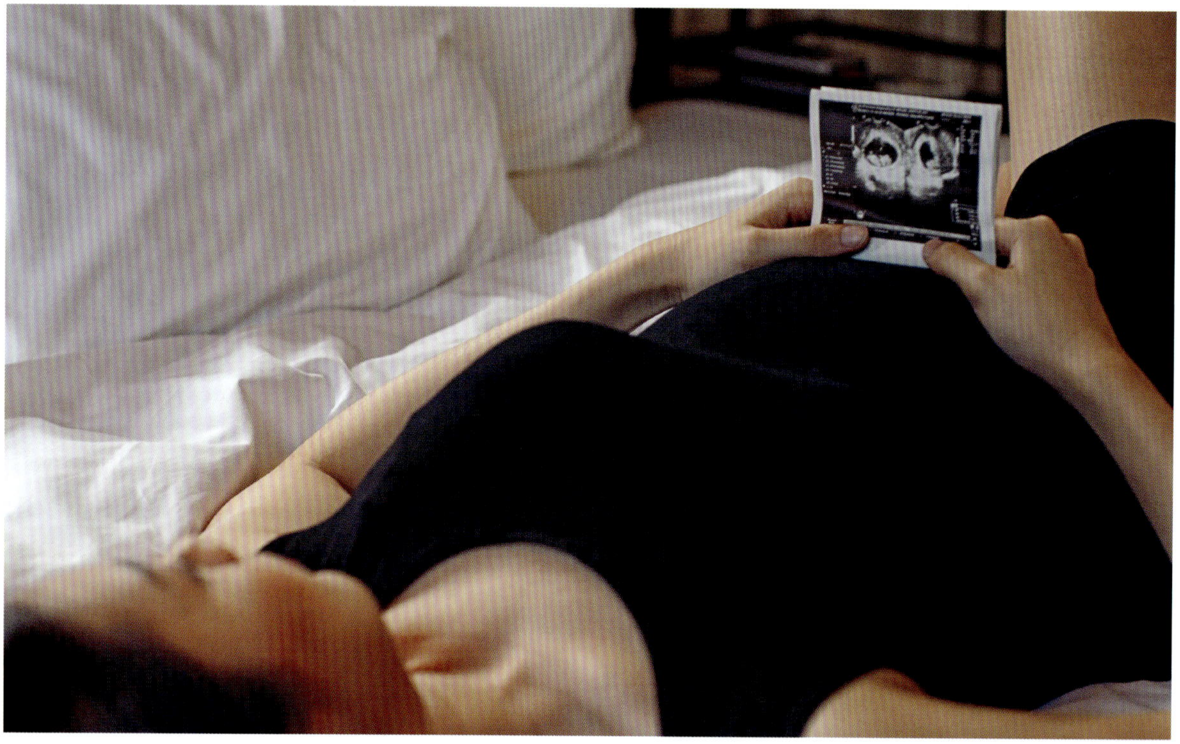

bekannten genetisch bedingten Erkrankungen in der Familie überhaupt schwanger werden sollten. Sie können mit den genetischen Beratern über die neuesten Gentherapien bei Krebserkrankungen sprechen und die Vor- und Nachteile von Gentests diskutieren. Die Berater unterstützen Sie bei der Entscheidung, ob ein Gentest sinnvoll ist, und bereiten Sie auch auf die Konsequenzen vor. In Deutschland übernehmen die Krankenkassen die Kosten der Genberatung.

Fundstücke im Erbgut

In gut 60 Jahren haben sich genetische Testverfahren rasant entwickelt. Die wichtigsten Meilensteine im Überblick:

1959 Wissenschaftler entdecken, dass das Down-Syndrom von einer dritten Kopie des Chromosoms 21 hervorgerufen wird.

1965 Dank der Arbeiten von Marshall Nirenberg - er erkannte als Erster, dass die Reihenfolge der Nukleinbasen in der DNA die Reihenfolge der Aminosäuren eines Eiweißmoleküls bestimmt - wird der genetische Code entschlüsselt.

1969 Am Sarah Lawrence College in Bronxville, New York, wird der erste Masterstudiengang für genetische Beratung in den USA eingerichtet.

1977 Walter Gilbert und Frederick Sanger entwickeln ein Verfahren zur DNA-Sequenzierung, mit dessen Hilfe die genaue Abfolge der Nukleinbasen festgestellt werden kann.

1978 Forscher kartieren die Gene, die für die Sichelzellanämie verantwortlich sind.

1978 Wissenschaftler erzeugen gentechnisch veränderte Bakterien, die Insulin herstellen können.

1983 Forscher erstellen eine Genkarte für die neurodegenerative Erbkrankheit Chorea Huntington.

1989 Wissenschaftler entdecken die genetische Mutation, die Cystische Fibrose hervorruft.

1990 Forscher identifizieren das erste Gen, das mit einem erhöhten Risiko für Brust- und Eierstockkrebs in Verbindung steht - das BRCA1-Gen.

1995 Der US-amerikanische Kongress verbietet die Diskriminierung von Personen aufgrund ihrer genetischen Information.

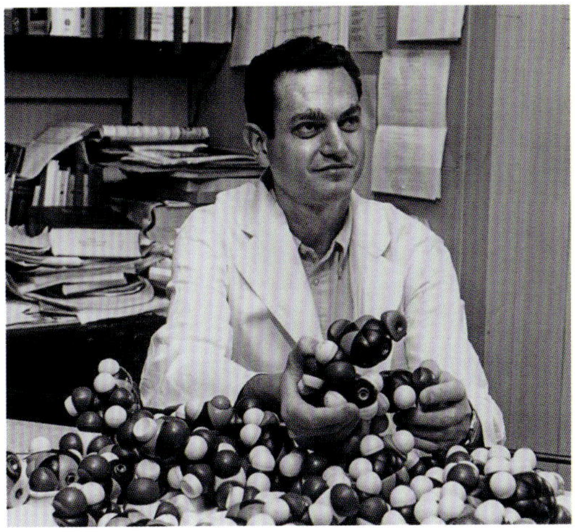

2003 Gentests im Zusammenhang mit dem Aidserreger HIV lassen darauf schließen, dass das Virus 1968 in die Vereinigten Staaten kam.

2011 Forscher entdecken eine Genmutation, die Amyotrophe Lateralsklerose hervorruft.

2011 Wissenschaftler der Northwestern University Feinberg School of Medicine identifizieren ein Gen, das die Spermienproduktion nicht nur bei Säugetieren, sondern auch bei Insekten steuert.

2016 Forscher machen genetische Veränderungen im MSH3-Gen ausfindig, die zu einer neuen Form von erblichem Darmkrebs beitragen.

2018 Wissenschaftler berichten von der Entdeckung einer seltenen Genmutation, die Retinitis pigmentosa hervorruft, eine unheilbare Erkrankung der Netzhaut, die zur Erblindung führt.

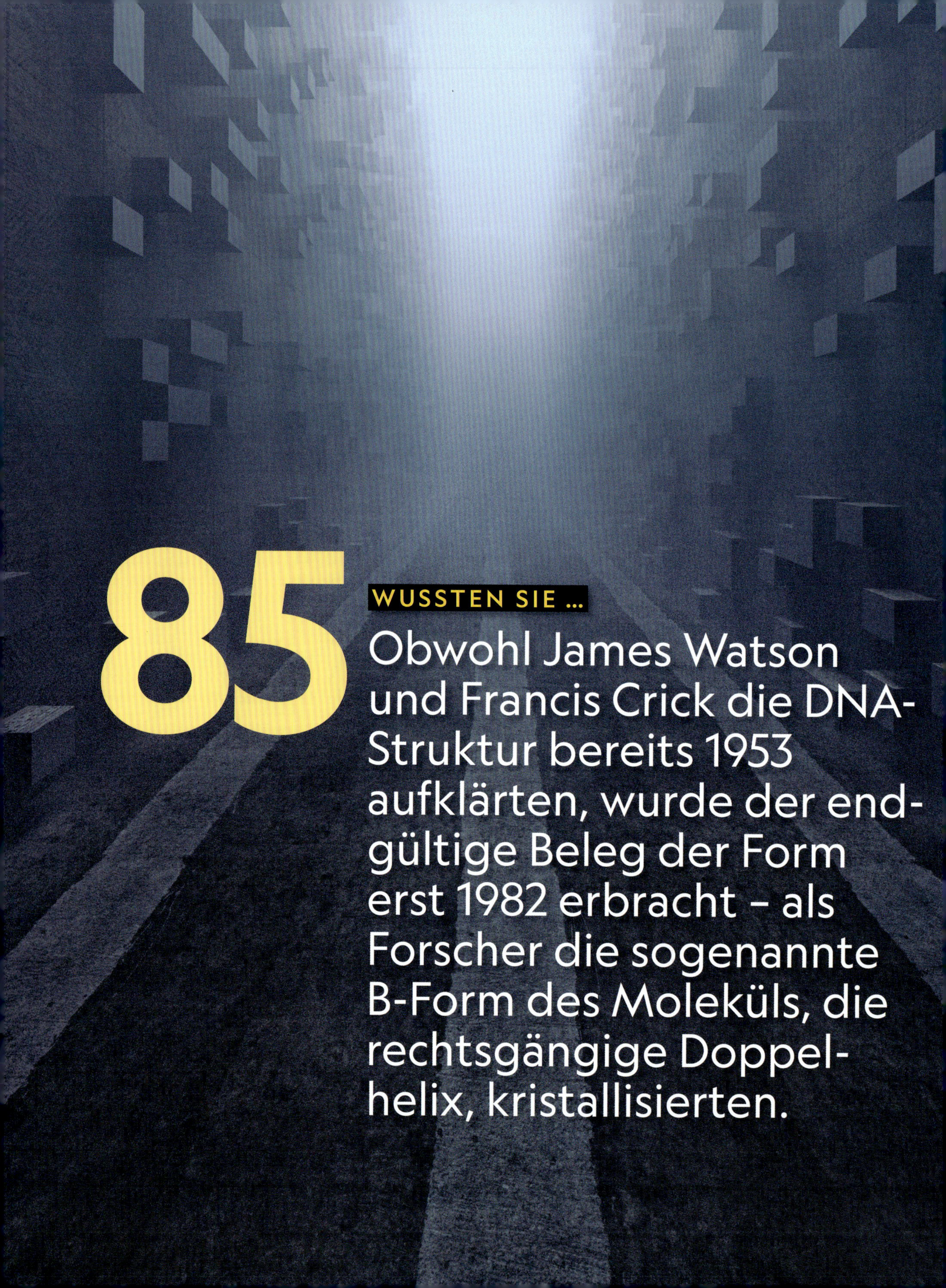

85

WUSSTEN SIE ...

Obwohl James Watson und Francis Crick die DNA-Struktur bereits 1953 aufklärten, wurde der endgültige Beleg der Form erst 1982 erbracht – als Forscher die sogenannte B-Form des Moleküls, die rechtsgängige Doppelhelix, kristallisierten.

KAPITEL FÜNF

BLICK IN DIE ZUKUNFT

Vor gerade einmal 70 Jahren wusste die Welt nur wenig über die DNA. Durch die Aufklärung ihrer Struktur öffneten uns Wissenschaftler Türen zu ungeahnten Räumen. Wir begannen, einige der grundlegenden Details über uns selbst und unsere Umwelt zu erforschen. Wir entwickelten neue Möglichkeiten zur Diagnose und Bekämpfung von Krankheiten. Wir lernten, wie man Tiere klont und Gene selbst schreibt.

Mit Blick auf die Zukunft ist eines gewiss: Die Genetik wird uns auch weiterhin verblüffen, da wir immer besser darin werden, unseren genetischen Bauplan zu verändern. Vor gar nicht langer Zeit waren Wissenschaftler einhellig der Meinung, dass die Gene, die wir von unseren Eltern erben, unveränderlich sind. Die aus der Sequenzierung des menschlichen Genoms gewonnenen Erkenntnisse stellen diese Annahme allerdings zunehmend infrage. Jeder neue wissenschaftliche Durchbruch fordert uns dazu auf, uns mit einer Fülle von ethischen, rechtlichen, religiösen und gesellschaftlichen Fragen auseinanderzusetzen – Themen, die noch unvorstellbar waren, als die beiden Wissenschaftler Watson und Crick 1953 das Modell der Doppelhelix präsentierten.

Experiment

Das Ei im Glas

Die DNA ist ein dreidimensionales Molekül, das im Zellkern als Komplex mit Proteinen vorliegt. Wenn sich diese Proteine verändern oder denaturieren, ändert sich auch die Struktur der DNA. Um das Prinzip der Denaturierung zu verstehen, probieren Sie dieses einfache Experiment aus, bei dem ein Ei in Alkohol „gegart" wird.

Was man benötigt

- ☐ ein Glas oder ein anderes kleines Gefäß
- ☐ etwas Alkohol
- ☐ ein rohes Ei

Was zu tun ist

Schritt 1
Gießen Sie etwas Alkohol in das Gefäß.

Schritt 2
Schlagen Sie das Ei auf und geben Sie Eigelb und Eiweiß in das Gefäß mit dem Alkohol.

Schritt 3
Warten Sie zwei Stunden lang ab, was passiert.

Blättern Sie jetzt die Seite um.

86

WUSSTEN SIE …

Mit einer Länge von 2,4 Millionen Basenpaaren ist das Dystrophin-Gen eines der längsten menschlichen Gene. Es besteht aus 3685 Aminosäuren.

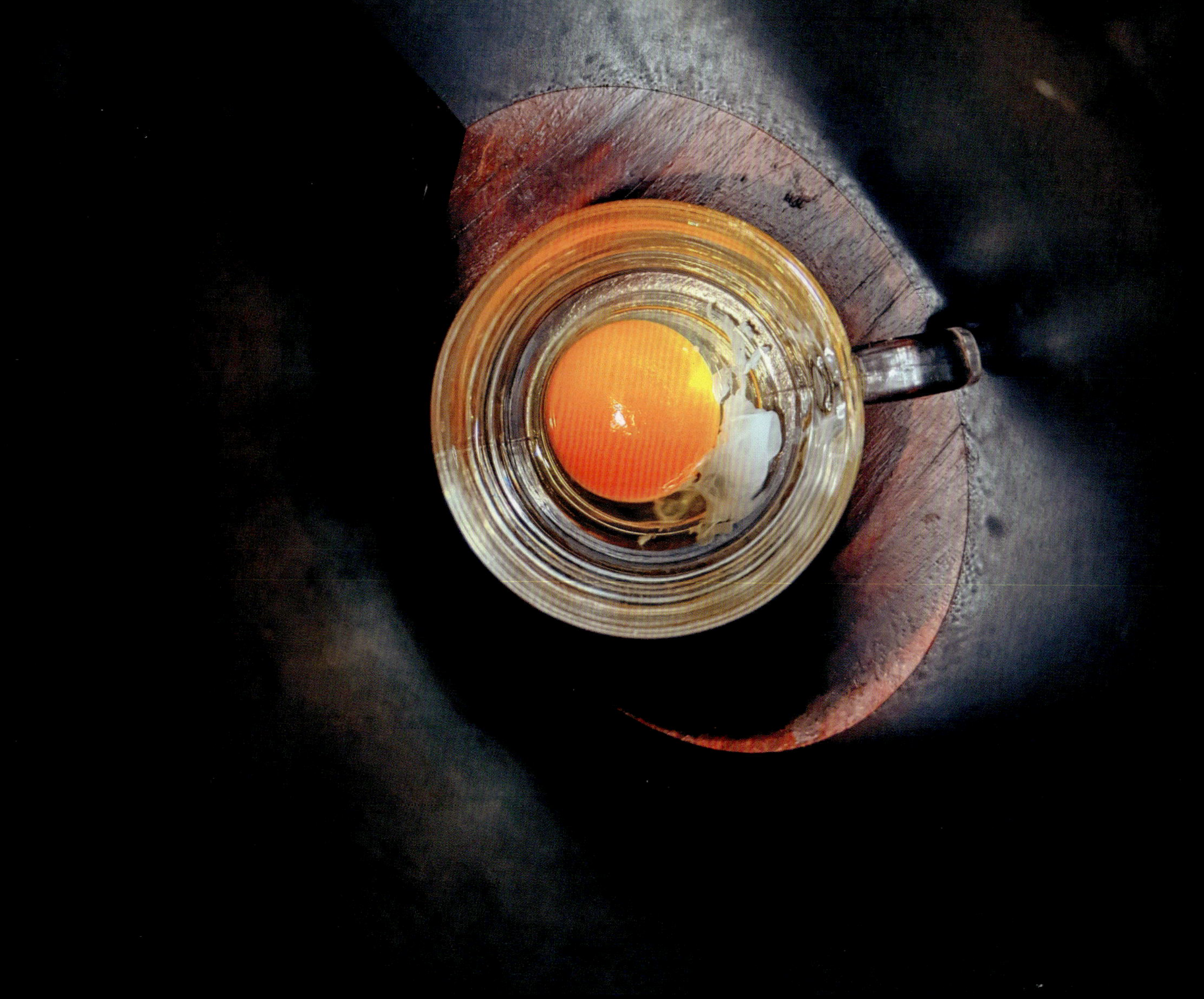

Was ist passiert?

Das Ei wurde „gegart" – allerdings nicht so schnell wie beim Braten oder Kochen. Eiweiß enthält ein Protein namens Albumin. Als das Ei in das Glas mit dem Alkohol gegeben wurde, fand eine chemische Reaktion statt. Der Alkohol erhöhte die Temperatur des Hühnereis und veränderte die Struktur der Proteinmoleküle. Das Eiweiß und das größtenteils aus Fett bestehende Eigelb wurden fest.

Obwohl die DNA des Eis nicht verändert wurde, veranschaulicht das Experiment, was bei der Denaturierung von DNA im Zellkern passiert. Weil sich die mit der DNA assoziierten Proteine verändern, trennt sich der DNA-Doppelstrang, da die Wasserstoffbrücken zwischen den beiden Strängen der Doppelhelix schwächer werden und brechen. Passiert dies in einer Zelle, können genetische Störungen die Folge sein.

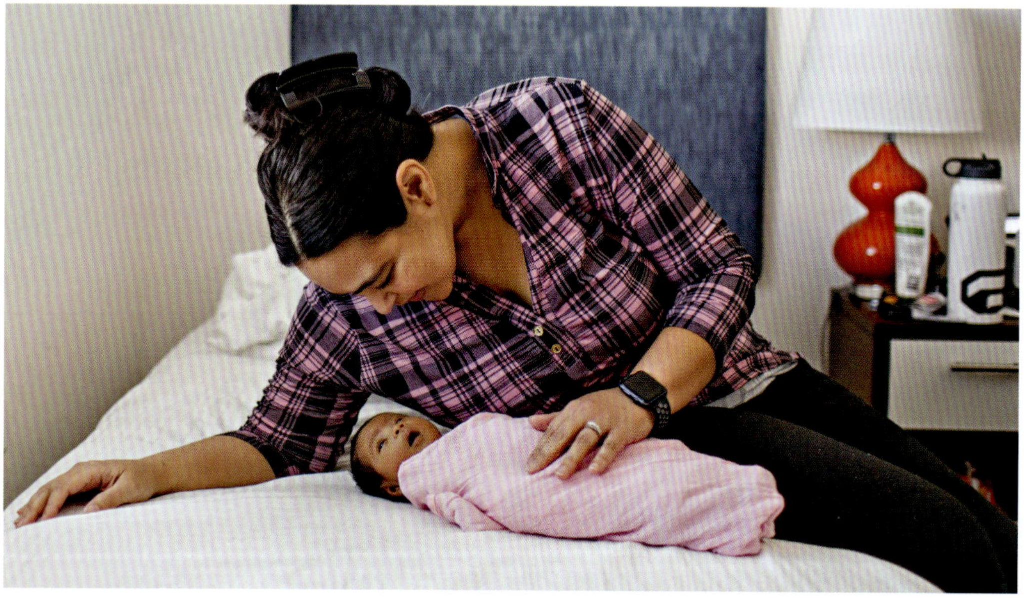

SCHWERES ERBE

Eine Mutter beugt sich über ihre drei Wochen alte Tochter. Das Mädchen leidet an einer Erbkrankheit und benötigt regelmäßige Bluttransfusionen.

WUSSTEN SIE ...

87

Mithilfe gentechnischer Methoden erzeugten Wissenschaftler die **Giga-Weinbeere „Graisin“**, die größer als eine normale Weinbeere ist.

88

Wenn man die **gesamten 3,2 Milliarden Buchstaben** des menschlichen Genoms ausdrucken würde, wären **100 000 Telefonbuchseiten gefüllt.**

89

Im Kampf gegen Malaria wurden in Afrika gentechnisch **veränderte Mücken ausgesetzt**.

90

Menschen und Kohl haben 40 bis 50 Prozent ihrer **DNA gemeinsam**.

91

Das **menschliche Genom** besteht aus mehr **als drei Milliarden Basenpaaren**.

92

Die für die **Duchenne-Muskeldystrophie (DMD)** verantwortliche Mutation befindet sich auf einem der **mütterlichen X-Cromosomen**. Von 50 Millionen Mädchen erkrankt eines an DMD, bei Jungen ist es einer von 3500.

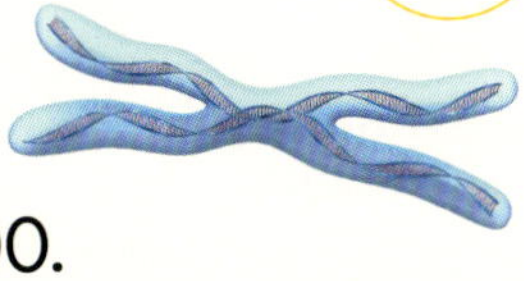

93

Rezessive Allele produzieren nur **geringe Mengen** eines bestimmten Proteins oder **gar keine Proteine**.

94

Bei Temperaturen **über 90 Grad** Celsius trennt sich der DNA-Doppelstrang in **zwei Einzelstränge**.

95

Wissenschaftler arbeiten an einer **gentechnisch veränderten Kuh**, die beim Verdauen geringere Mengen des **Treibhausgases Methan produziert**.

96

Positionelles Klonieren ist eine Methode, mit deren Hilfe man ein Gen finden kann, ohne das zugehörige Proteinprodukt zu kennen. **Sie hilft Wissenschaftlern bei der Erforschung von Erbkrankheiten.**

WIE WIR UNSERE GENE VERÄNDERN

Der menschliche Körper ist eine erstaunliche und vielseitige biologische Maschine. Er lässt uns Raumschiffe bauen, die zu den entlegensten Gegenden des Sonnensystems fliegen können. Er ermöglicht uns, den Duft einer Rose zu riechen oder einen Marathon zu laufen. All das können wir, weil unsere Körper aus Billionen von spezialisierten Zellen bestehen, die ihre Befehle von der DNA erhalten – unseren Genen.

Früher dachten Genetiker, dass wir uns mit den Genen begnügen müssten, die wir von unseren Eltern geerbt hatten. Heute allerdings wissen wir, dass man diese Gene verändern kann, ohne die DNA-Sequenz zu ändern. Diese Erkenntnis hat eine neue Wissenschaft hervorgebracht: die Epigenetik. *Epi* bedeutet im Griechischen „über"

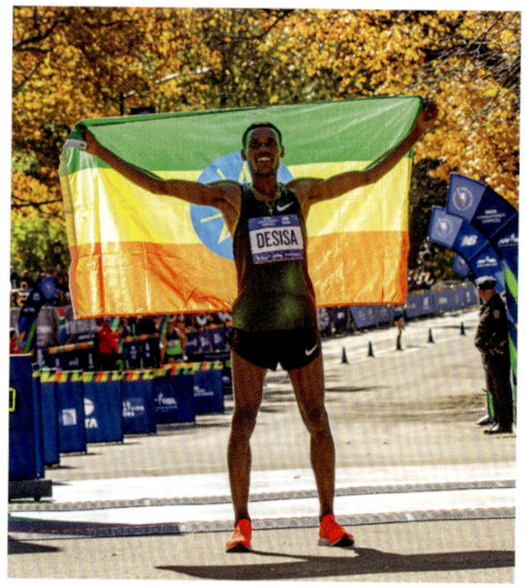

LOHN DES SCHWEISSES
Menschen, die wie dieser Marathonläufer (l.) regelmäßig Sport treiben, nehmen Einfluss darauf, wie manche Gene exprimiert, also an- oder abgeschaltet werden.

GENSCHERE
Crispr, ein molekularbiologisches Verfahren zum Editieren von Genen (r.), verwendet Enzyme, um bestimmte DNA-Segmente auszuschneiden und einzufügen.

97

WUSSTEN SIE …

Forscher suchen nach Möglichkeiten, Bakterien gentechnisch so zu modifizieren, dass diese Atommüll abbauen.

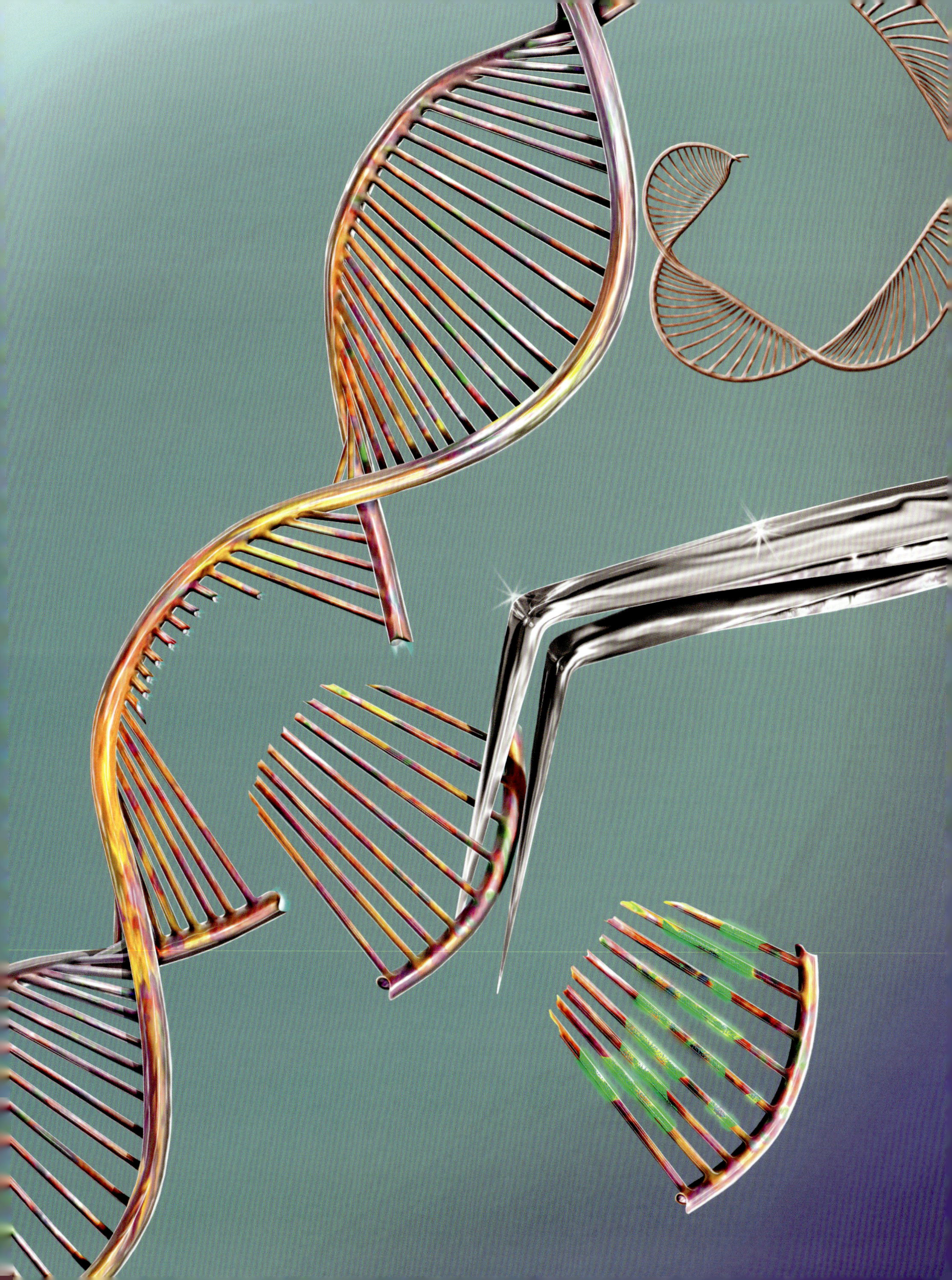

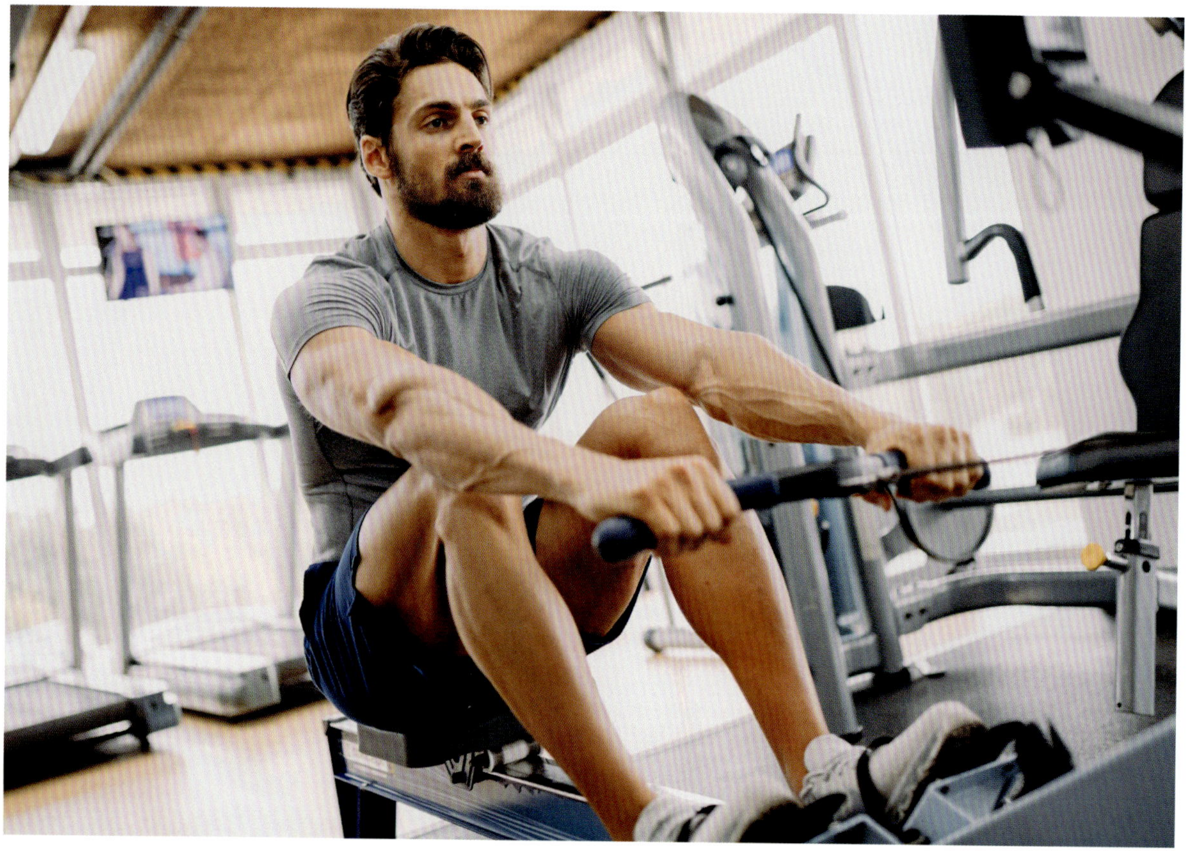

oder „darüber". Die epigenetische, also über die Genetik hinausgehende Wissenschaft betrachtet, wie Gene benutzt oder exprimiert werden.

Nach der vollständigen Sequenzierung des menschlichen Genoms im Jahr 2003 hatten Wissenschaftler 25 000 Gene identifiziert. Diese arbeiten jedoch keineswegs in Eigenregie. Man muss ihnen sagen, was zu tun ist, wo es zu tun ist und wann. Epigenetische Modifikationen, die sogenannten Tags, geben jedem Gen bestimmte Anweisungen. Die chemischen Markierungen sitzen unmittelbar am Genom oder außerhalb davon und teilen den Genen wie ein Schalter mit, ob sie an- oder abgeschaltet sein müssen. Einige fungieren als Dimmer und bewirken eine erhöhte oder verringerte Genaktivität.

Unser Genom enthält mindestens vier Millionen solcher Schalter. Neben zahlreichen anderen Faktoren wirken sich Rauchen, Schlaf, Sport, Ernährung und Schadstoffbelastung auf das Verhalten der epigenetischen Marker aus. Forscher der britischen Keele University haben herausgefunden, dass Krafttraining die epigenetischen Markierungen in Muskelzellen beeinflusst. Unsere Muskeln können sich an ein früheres Wachstum erinnern, wenn sie nach einer längeren Trainingspause wieder

MUSKELGEDÄCHTNIS
Krafttraining beeinflusst die epigenetischen Markierungen in Muskelzellen. So können sich unsere Muskeln an ein früheres Wachstum erinnern.

aktiviert werden. Das bedeutet, dass wir uns auch durch gesunde Ernährung und sportliche Aktivität vor Krankheiten schützen können, indem wir diverse Schalter für spezifische Gene deaktivieren.

Eine weitere Möglichkeit zur Veränderung von Genen ist das Editieren. Anders als bei der Epigenetik wird dabei in die DNA-Sequenz eingegriffen. Wissenschaftler haben eine Reihe von molekularen Werkzeugen wie etwa Crispr (s. u.) entwickelt, um fehlerhafte Gene zu verbessern, auszutauschen oder zu entfernen. Genetiker haben so bereits Immunzellen modifiziert, um Krebszellen anders zu bekämpfen. Auch kernlose Tomaten und Pilze, die sich nicht braun färben, sind Beispiele für das *Gene Editing*. Schließlich lassen sich auch die Gene menschlicher Embryonen editieren, um ungeborene Babys vor möglichen Erbkrankheiten zu bewahren. Genau hier ziehen viele Ethiker eine rote Linie.

Muskeltier und Designerbaby

Im Jahr 2015 schockierten Wissenschaftler des Guangzhou Institutes of Biomedicine and Health die Welt, als sie in ihren Forschungslaboren zwei besonders muskulöse Hunde – die Beagles Hercules und Tiangou – erschufen. Durch Einsatz von Crispr, einem molekularbiologischen Verfahren zur Genom-Editierung, schalteten die Forscher bei den Hunden ein Gen aus, dessen Proteinprodukt das Muskelwachstum blockiert. Als Folge legten die beiden Beagles kräftig an Muskelmasse zu.

Beim Crispr-Verfahren werden mithilfe von Enzymen spezifische DNA-Fragmente ausgeschnitten und einfügt. Die Forscher injizierten den Gen-Editor in mehr als 60 Beagle-Embryonen, von denen 27 lebend zur Welt kamen. Nur zwei von ihnen besaßen die veränderten Gene, was die Schwierigkeit der Methode verdeutlicht. Als Hercules und Tiangou heranwuchsen, bildeten sie eine immer stärkere Muskelmasse aus.

Die Genmanipulation von Haustieren ist eine Sache, das Erschaffen menschlicher Designerbabys freilich eine ganz andere. In gewisser Hinsicht ist dieser Zug bereits im Jahr 2000 abgefahren, als Wissenschaftler durch In-vitro-Fertilisation ein Kind erzeugten, das viele als das erste Designerbaby bezeichnen. Der kleine Adam Nash (im Foto auf dem Arm seines Vaters) wurde im Reagenzglas gezeugt, (auch) um seiner sechsjährigen Schwester Molly das Überleben zu ermöglichen. Molly (im Bild mit ihrer Mutter) leidet an der Fanconi-Anämie, einer seltenen, genetisch bedingten Blutkrankheit, die durch starke Blutungsneigung und ein geschwächtes Immunsystem gekennzeichnet ist. Die meisten Betroffenen werden nicht älter als neun Jahre. Eine Stammzelltransplantation galt als die sicherste Möglichkeit, um Molly zu retten. Ihre Eltern entschlossen sich daher, einem Spender das Leben zu schenken: Adam. Einen Monat nach Adams Geburt erhielt Molly eine Bluttransfusion aus der Nabelschnur ihres Bruders, in der seine Stammzellen enthalten waren. Adam hat seiner Schwester das Leben gerettet.

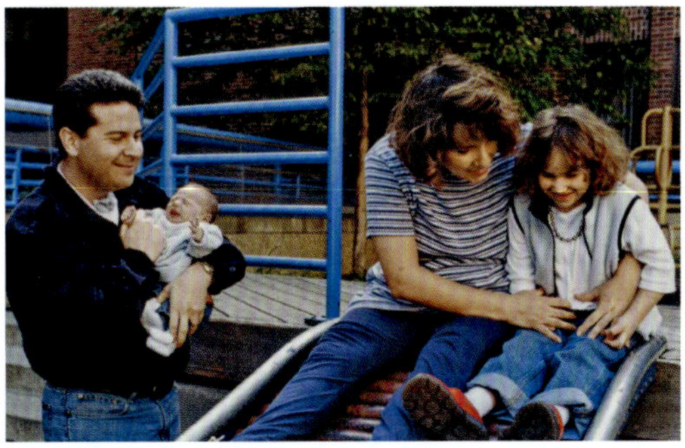

SPIELEN WIR GOTT? UND DÜRFEN WIR DAS?

In ihrer besten Form ist Wissenschaft ein Schlüssel zu großartigen Erkenntnissen. Manchmal jedoch werden Forscher in ihrem Eifer, Lösungen für echte oder vermeintliche Probleme zu finden, blind gegenüber der eigentlichen Frage ihres Berufs – nämlich jener nach dem Zweck. Hat die Genetik diesen Punkt erreicht? Denken Genetiker über die ethischen und gesellschaftlichen Implikationen ihrer Arbeit nach?

Wir verfügen mittlerweile über die Fähigkeit, ein menschliches Wesen zu klonen. Wir sind ebenfalls in der Lage – so schwierig es auch sein mag –, Gene zu manipulieren, sodass sie unseren Wünschen gehorchen. Bislang konzentrieren sich diese Arbeiten darauf, das Leben der Menschen durch Ausrottung bestimmter Krankheiten zu verbessern. Doch das kann sich schon morgen ändern. Vielleicht möchte irgendwann irgendein Wissenschaftler eine neue Rasse intelligenter, attraktiver und starker Supermenschen erschaffen? Der britische Physiker und Autor Stephen Hawking hat vor solchen Szenarien gewarnt.

Viele offene Fragen – und zu wenig Antworten

Die Genetik ist eine besondere Wissenschaft. Unsere Gene sind, wer wir sind. Sie bilden das Kernstück eines jeden Menschen.

WOHIN WIR GEHEN

Die Genetik öffnet Türen zu mannigfachen Möglichkeiten – und wirft zugleich viele ethische, rechtliche und moralische Fragen auf.

98

WUSSTEN SIE …

An Bord der Internationalen Raumstation befinden sich digitale Kopien der Genome von Stephen Hawking und anderen prominenten Persönlichkeiten.

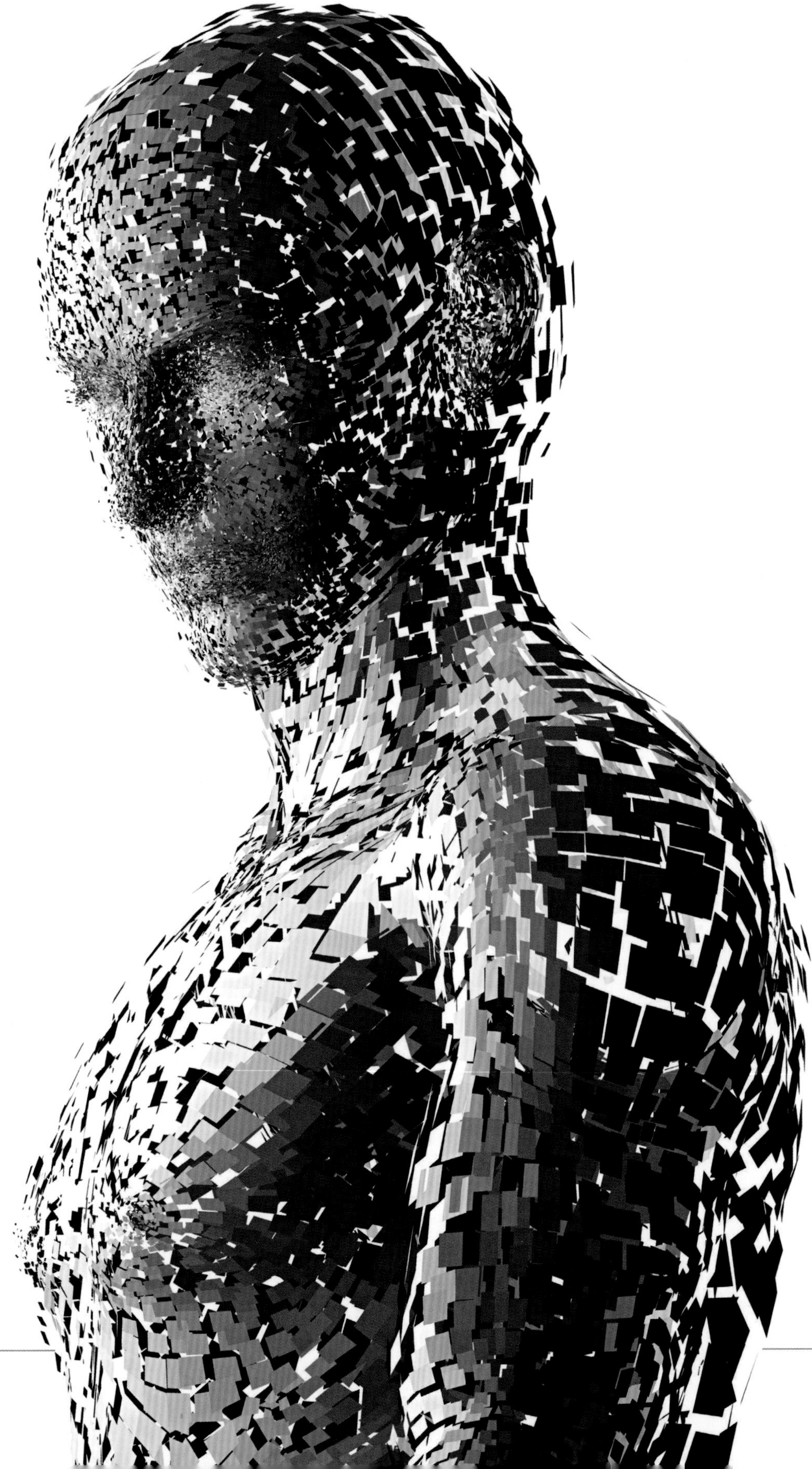

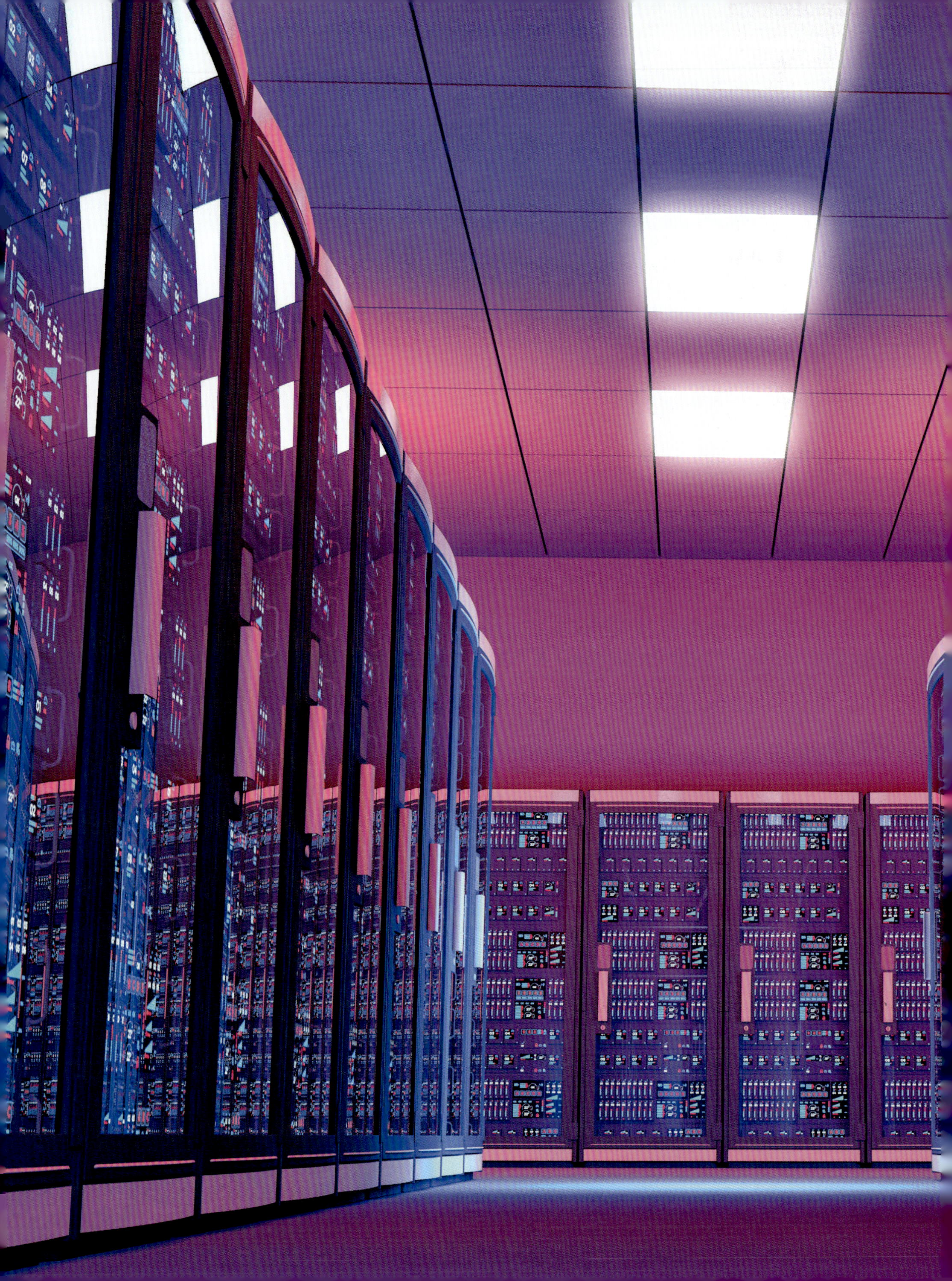

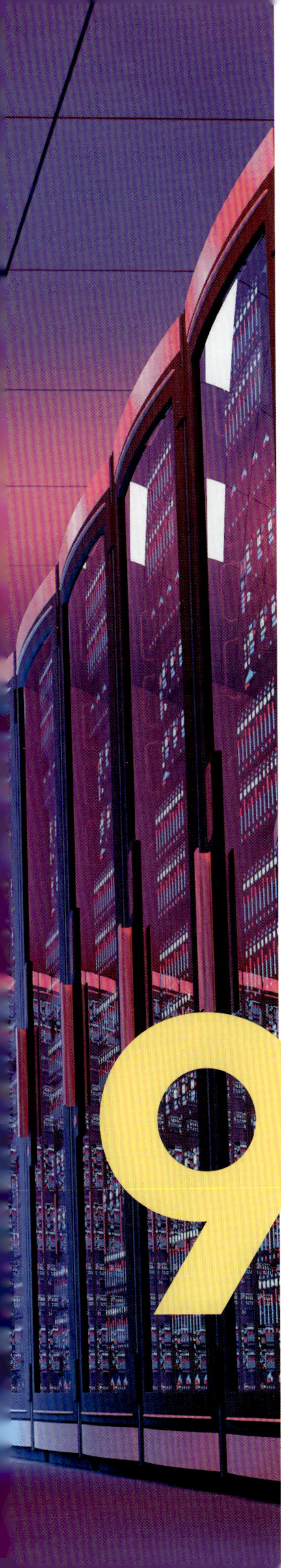

Deshalb ist die Genetik ein Minenfeld aus moralischen und rechtlichen Fragen, die Aspekte wie Datenschutz, Persönlichkeitsrechte und die Zulässigkeit von genetischen Code-Veränderungen betreffen. Viele dieser Fragen lassen sich nur unzureichend beantworten.

Sollten Versicherungsgesellschaften und Arbeitgeber auf die Ergebnisse genetischer Tests zugreifen dürfen? Können sie aufgrund dieser Angaben Personen den Versicherungsschutz oder eine Anstellung verweigern? 2013 wurde in Australien, Kanada und den USA eine Studie durchgeführt, an der 433 Personen mit einem genetischen Risiko für Chorea Huntington teilnahmen. Mehr als 46 Prozent der Befragten erklärten, sie hätten aufgrund ihrer Familiengeschichte oder Gentestresultate schon einmal eine genetische Diskriminierung oder Stigmatisierung erfahren. Fast 26 Prozent gaben an, von Versicherungsgesellschaften benachteiligt worden zu sein. Gut sechs Prozent hatten Diskriminierung am Arbeitsplatz erlebt.

Sollten Gentestergebnisse ohne die Zustimmung aller Beteiligten für einen Vaterschaftsnachweis verwendet werden? Wem gehören eigenlich Gendaten und wer darf darauf zugreifen? In Deutschland regelt das Gendiagnostikgesetz den Zugriff äußerst restriktiv. Doch immer öfter fordern Kritiker dessen Lockerung.

BIG DATA
Gigantische Biodatenbanken bergen heute die DNA-Informationen von Millionen von Menschen.

Wissen und Vorsicht

Wo verläuft die Grenze zwischen dem Verhindern von Leiden und dem Versuch, das zu übertreffen, womit die Natur uns ausgestattet hat? Spielen wir Gott, wenn wir Gene editieren? Mehrheitlich sind wir zwar der

99

WUSSTEN SIE …

Die für die Erbkrankheit Sichelzellenanämie verantwortliche Mutation schützt deren Träger vor Malaria.

Den Liebling klonen lassen

Viele Menschen sind so vernarrt in ihr Haustier, dass sie alles dafür tun würden, um es so lange wie möglich um sich zu haben – und greifen dabei sogar auf Methoden wie das Klonen zurück. Im Jahr 2005 verkündeten südkoreanische Wissenschaftler, sie hätten erstmals zwei Hunde durch Klonen hergestellt. Einer der beiden Afghanischen Windhundwelpen starb kurz nach der Geburt. Der andere, Snuppy, wurde immerhin zehn Jahre alt.

Seit Snuppys Geburt haben zahlreiche vermögende Haustierbesitzer stattliche Summen bezahlt, um eine Kopie ihrer vierbeinigen Lieblinge anfertigen zu lassen. Die Schauspielerin und Sängerin Barbara Streisand ließ aus den Zellen ihres treuen Coton de Tuléar Samantha zwei Klonhunde herstellen. „Nach 14 gemeinsamen Jahren war ich so verzweifelt über den Verlust meiner lieben Samantha, dass ich sie in irgendeiner Weise bei mir behalten wollte. Es fiel mir leichter, Sammie gehen zu lassen, wenn ich wusste, dass ich einen Teil von ihr am Leben erhalten konnte", erklärte Streisand in einem Gastkommentar in der *New York Times*.

Auch in Deutschland gibt es erste geklonte Hunde. Aus Trauer um seine verstorbene Englische Bulldogge namens Marlon ließ sich ein Paar aus Sachsen den Rüden von einer sükoreanischen Firma klonen. Im September 2018 kam der Welpe in Seoul auf die Welt. Seine Besitzer, die dafür annähernd 100 000 Euro investierten, nannten den Junior Marlon II. Er gleiche seinem Genvorgänger auch im Verhalten und charakterlich zu 100 Prozent, sagen die Hundehalter.

Wer mit dem Gedanken spielt, sein Haustier klonen zu lassen, sollte – abgesehen von den Kosten – einige Punkte beachten. Obwohl das neue Tier seinem Vorgänger genetisch gleicht, wird es dennoch eine eigene Persönlichkeit besitzen. Ein Klon mag eine perfekte Kopie des Genoms sein. Doch jedes Tier ist einzigartig, weil es von seiner Umgebung dazu gemacht wird.

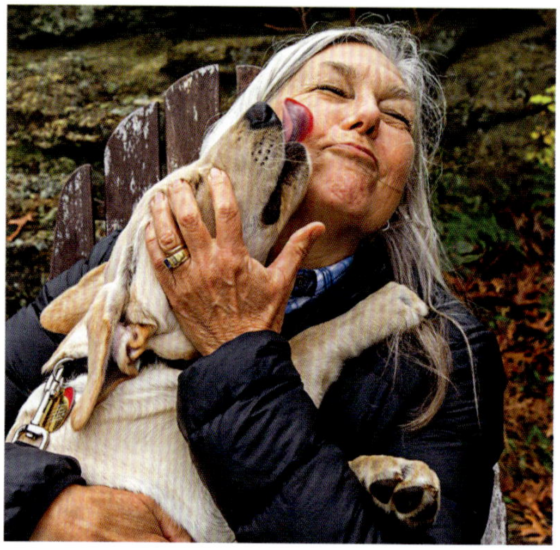

100

WUSSTEN SIE …

Die Stoffwechselerkrankung Mukoviszidose wird von einem einzigen fehlerhaften Gen verursacht.

Ansicht, dass es im besten Interesse der Gesellschaft geschieht, Gentherapien zur Bekämpfung von Krankheiten zu entwickeln. Aber könnte die Technologie nicht ebenso dazu verwendet werden, Menschen klüger, stärker und schneller zu machen? Sollten wir unsere ungeborenen Kinder maßschneidern?

Natürlich können wir dagegen Gesetze erlassen, doch werden die Probleme dadurch wirklich gelöst? Stephen Hawking glaubte nicht daran. Solange es auf der Welt etwas zu entdecken gibt, solange es Fragen zu beantworten gibt, wird die Wissenschaft stets präsent sein. Man kann sie nicht aufhalten.

Genau an dieser Stelle kommen Sie, kommen wir alle ins Spiel. Wir dürfen nicht zulassen, dass Wissenschaftler Entscheidungen treffen, die sich maßgeblich auf unser Leben auswirken. Wir alle sind gefordert, die komplexen Verwicklungen zu begreifen, die die Genetik der Welt gebracht hat. Es ist unsere Pflicht, die damit verbundenen Konsequenzen zu erkennen.

Genetik hat die Macht, unser Leben auf wunderbare Weise zum Besseren zu verändern. Aber wir müssen das Schiff gemeinsam steuern, damit es nicht auf Grund läuft. Sich gründlich zu informieren, ist dabei der beste Schutz.

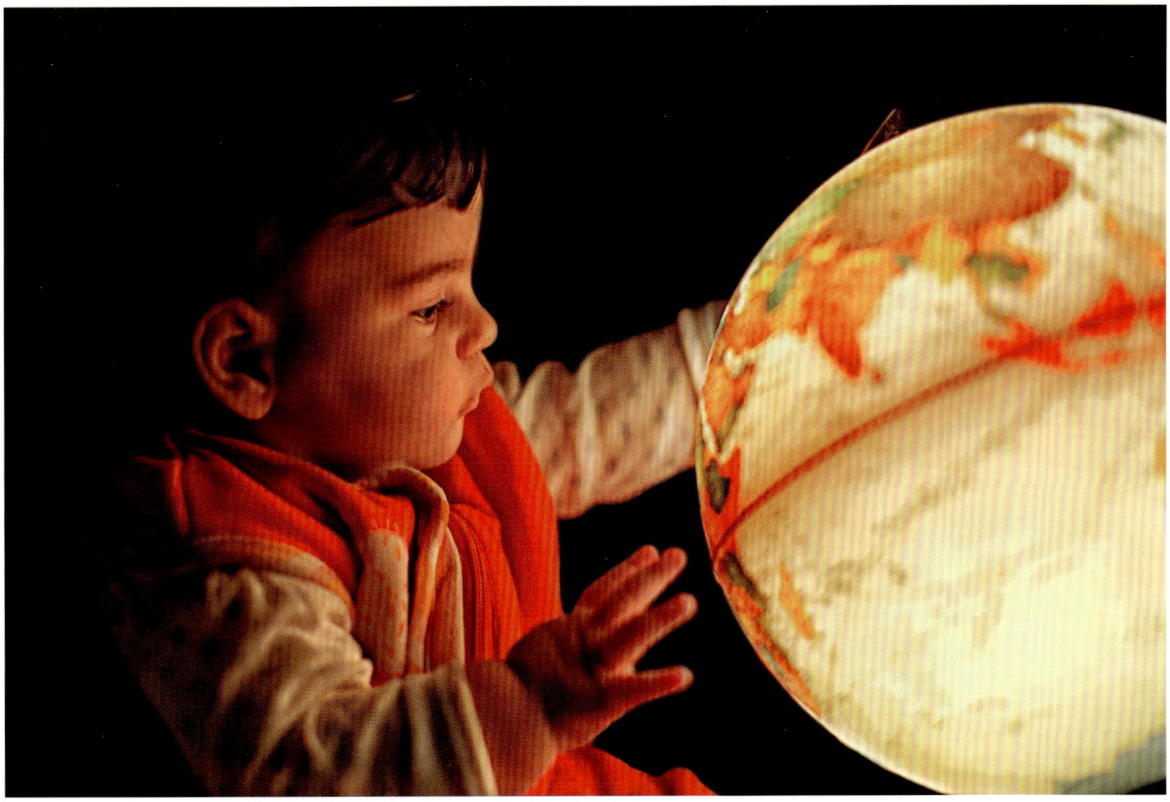

DIE ZUKUNFT LIEGT IN UNSEREN HÄNDEN
Die Genetik verändert unsere Welt zum Besseren, aber wir als Gesellschaft müssen uns der Risiken bewusst sein.

UNSERE GENE

NATIONAL GEOGRAPIC SPECIAL

IMPRESSUM

Für die National Geographic Special Ausgabe

CHEFREDAKTEUR Werner Siefer

STELLV. CHEFREDAKTEURIN Claudia Eilers
CREATIVE DIRECTOR Katja Heller

CHEFIN VOM DIENST Grit Häußler
REDAKTIONELLE BEARBEITUNG Barbara Esser

BILDREDAKTEURIN Kristin Schütte
GRAFIK Ralph Hellberg, Kristian Kimmel

SCHLUSSREDAKTEURIN Helga Peterz

REDAKTIONSMANAGEMENT Gabriele Kempel

ÜBERSETZUNG Katja Mellenthin

HERSTELLUNG Sandra Kho (Ltg.)
Grit Häußler

LITHOGRAFIE P.R.O. Medien

YOUR GENES: A USERS GUIDE
John Perritano

PRODUCED BY
NATIONAL GEOGRAPHIC PARTNERS, LLC
1145 17th Street NW
Washington, DC 20036-4688 USA

Developed by Print Matters Productions, Inc.

Designed by Linda Makarov

Published by Meredith Corporation
225 Liberty Street • New York, NY 10281

VERLAG UND SITZ DER REDAKTION
NG Media GmbH & Co. KG
Infanteriestraße 11a, 80797 München
Tel.: (089)130699-0, Fax: (089)130699-100

Für die Buchausgabe

Titel der englischen Originalausgabe: YOUR GENES:A USERS GUIDE
Unveränderter Nachdruck des National Geographic Special UNSERE GENE, 2020.

Printed in China C&C Offset Printing Co., LTD.

In diesem Buch wird aus Gründen der besseren Lesbarkeit das generische Maskulinum verwendet. Weibliche und andere Geschlechteridentitäten werden dabei ausdrücklich mitgemeint, soweit es für die Aussage erforderlich ist.

Die Deutsche Nationalbibliothek verzeichnet diese Publikation in der Deutschen Nationalbibliografie; detaillierte bibliografische Daten sind im Internet über http://dnb.d-nb.de abrufbar.

Deutsche Ausgabe veröffentlicht von NG Buchverlag GmbH, Infanteriestr. 11a, 80797 München.
Lizenznehmer von National Geographic Partners, LLC

This edition is published by NG Buchverlag GmbH through licensing agreement with National Geographic Partners, LLC.

ISBN 978-3-98701-006-4

Seit ihrer Gründung 1888 hat sich die National Geographic Society weltweit an mehr als 14 000 Expeditionen, Forschungs- und Schutzprojekten beteiligt. Die Gesellschaft erhält Fördermittel von National Geographic Partners LLC, unterstützt unter anderem durch Ihren Kauf. Ein Teil der Einnahmen dieses Buches hilft uns bei der lebenswichtigen Arbeit zur Bewahrung unserer Welt. Das legendäre NATIONAL GEOGRAPHIC-Magazin erscheint monatlich. Darin veröffentlichen namhafte Fotografen ihre Bilder und renommierte Autoren berichten aus nahezu allen Wissensgebieten der Welt. National Geographic im TV ist ein Premium Dokumentations-Sender, der ein informatives und unterhaltsames Programm rund um die Themen Wissenschaft, Technik, Geschichte und Weltkulturen bereithält. Falls Sie mehr über National Geographic wissen wollen, besuchen Sie unsere Website unter www.nationalgeographic.de.

FOTOCREDITS

Cover, Dimitri Otis/Getty Images; 1, Shotshop GmbH/Alamy Stock Photo; 2-3, Cary Wolinsky/Cavan Images; 4-5, Ian Hooton/Science Source; 6-7, Science Source/Alamy Stock Photo; 8, Elena Saulich/Shuttersock; 10-11, hoya79/iStockphoto; 12, Karen Kasmauski/National Geographic Image Collection; 13, Tek Image/Science Source; 14, CAIA Image/Science Source; jonya/Getty Images JGI/Jamie Grill/Getty Images; 17, Ghislain & Marie David De Lossy/Science Source; 18, Joe McNally/National Geographic Image Collection; 20, Hong Vo/Shutterstock; 21, JGI/Jamie Grill/Getty Images; 22, sirtavelalot/Shuttersock; 23, Cary Wolinsky/Cavan Images; 24, Smithsonian Libraries; 25, Sovfoto/UIG via Getty Images; 26 (li), Derek Hall/Getty Images; 26 (re), Spencer Sutton/Science Source; 27, QA International/Science Source; 28, Mauro Fermariello/Science Source; 29, YES Collection/Alamy Stock Photo; 30, Layland Masuda/Getty Images; 33, A. Barrington Brown, © Gonville & Caius College/Coloured By Science Source; 34-35, Keystone Press/Alamy Stock Photo; 35, Tim Vernon/Science Source; 36, Dimitri Otis/Getty Images; 39, Image Source/Getty Images; 40, Ariel Skelley/Getty Images; 41, Ostill/iStockphoto; 43, Shutterstock;42, Tim Vernon/Science Source; 44, Tek Image/Science Source; 44-45, Gerd Guenther/Science Source; 46, John Parrot/Stocktrek Images/Getty Images; 47, RJ Sangosti/The Denver Post via Getty Images; 49, Freepik 2/Shutterstock; 50, Eclisse Creazioni Art & Photography/Getty Images; 51, Library of Congress/Science Source; 52, Sciepro/Science Source; 53, Jodi Cobb/National Geographic Image Collection; 54, Marija Radovic/iStockphoto; 55, NASA/Robert Markowitz; 56, Sciepro/Science Source; 59, Jose A. Bernat Bacete/Getty Images; 60, Stegerphoto/Getty Images; 61, Eric Isselee/Shutterstock; 62, Zephyr/Science Source; 63, Jonathan Knowles/Getty Images; 64-65, Huntstock/Getty Images; 66, TheCrimsonMonkey/iStockphoto; 67, Ramon Andrade 3Dciencia/Science Source; 68, Images-USA/Alamy Stock Photo; 69, Fox Photos/Getty Images; 71, Slavica/iStockphoto; 72, Adrian T Sumner/Science Source; 74, Chad Baker/Getty Images; 76, D. Hurst/Alamy Stock Photo; 77, Photodisc/Getty Images; 79, David Liittschwager/National Geographic Image Collection; 80, David Parker/Science Source; 81, D-Keine/Getty Images; 82-83, David Parker/Science Source; 85, Igor Stevanovic/Science Source; 86, franz12 /Shutterstock; 87, Courtesy Sophie Zaaiger/F!ND Genomics; 89, Jose Luis Pelaez Inc/Getty Images; 90, Alfred Pasieka/Science Source; 92, Ruby Washington/The New York Times/Redux; 93, Tero Vesalainen/Alamy Stock Photo; 94, Karl Tapales/Getty Images; 95, Keystone/Hulton Archive/Getty Images; 96, gremlin/iStockphoto; 99, wararara/Shutterstock; 100, Bryan Meltz/The New York Times/Redux; 101, Alex Mit/Shutterstock; 102, Uli Seit/The New York Times/Redux; 103, Keith Chambers/Science Source; 104, nd3000 /Shutterstock; 105, Getty Images; 107, jpa1999/iStockphoto; 108-109, Maxiphoto/Getty Images; 110, Steve Smith/Getty Images; 111, Anna Pekunova/Getty Images;